中国古医籍整理丛书

养新堂医论读本

清·周赞鸿 撰

袁 敏 张 洋 许 吉 邓宏勇 校注

U0308195

中国中医药出版社
·北京·

图书在版编目（CIP）数据

养新堂医论读本/（清）周赞鸿撰；袁敏等校注 . —北京：中国中医药出版社，2015.12

（中国古医籍整理丛书）

ISBN 978 - 7 - 5132 - 2888 - 6

Ⅰ . ①养… Ⅱ . ①周… ②袁… Ⅲ . ①医论 - 汇编 - 中国 - 清代 Ⅳ . ①R249.49

中国版本图书馆 CIP 数据核字（2015）第 266039 号

中 国 中 医 药 出 版 社 出 版
北京市朝阳区北三环东路 28 号易亨大厦 16 层
邮政编码 100013
传真 010 64405750
三河市鑫金马印装有限公司印刷
各地新华书店经销

*

开本 710×1000 1/16 印张 14.75 字数 101 千字
2015 年 12 月第 1 版 2015 年 12 月第 1 次印刷
书 号 ISBN 978 - 7 - 5132 - 2888 - 6

*

定价 45.00 元
网址 www.cptcm.com

如有印装质量问题请与本社出版部调换
版权专有 侵权必究
社长热线 010 64405720
购书热线 010 64065415 010 64065413
微信服务号 zgzyycbs
书店网址 csln. net/qksd/
官方微博 http://e. weibo. com/cptcm
淘宝天猫网址 http://zgzyycbs. tmall. com

国家中医药管理局
中医药古籍保护与利用能力建设项目
组织工作委员会

主 任 委 员 王国强

副 主 任 委 员 王志勇　李大宁

执 行 主 任 委 员 曹洪欣　苏钢强　王国辰　欧阳兵

执行副主任委员 李　昱　武　东　李秀明　张成博

委　　　员

各省市项目组分管领导和主要专家

（山东省）武继彪　欧阳兵　张成博　贾青顺

（江苏省）吴勉华　周仲瑛　段金廞　胡　烈

（上海市）张怀琼　季　光　严世芸　段逸山

（福建省）阮诗玮　陈立典　李灿东　纪立金

（浙江省）徐伟伟　范永升　柴可群　盛增秀

（陕西省）黄立勋　呼　燕　魏少阳　苏荣彪

（河南省）夏祖昌　刘文第　韩新峰　许敬生

（辽宁省）杨关林　康廷国　石　岩　李德新

（四川省）杨殿兴　梁繁荣　余曙光　张　毅

各项目组负责人

王振国（山东省）　王旭东（江苏省）　张如青（上海市）

李灿东（福建省）　陈勇毅（浙江省）　焦振廉（陕西省）

蔡永敏（河南省）　鞠宝兆（辽宁省）　和中浚（四川省）

项目专家组

顾　问　马继兴　张灿玾　李经纬

组　长　余瀛鳌

成　员　李致忠　钱超尘　段逸山　严世芸　鲁兆麟
　　　　郑金生　林端宜　欧阳兵　高文柱　柳长华
　　　　王振国　王旭东　崔　蒙　严季澜　黄龙祥
　　　　陈勇毅　张志清

项目办公室（组织工作委员会办公室）

主　任　王振国　王思成

副主任　王振宇　刘群峰　陈榕虎　杨振宁　朱毓梅
　　　　刘更生　华中健

成　员　陈丽娜　邱　岳　王　庆　王　鹏　王春燕
　　　　郭瑞华　宋咏梅　周　扬　范　磊　张永泰
　　　　罗海鹰　王　爽　王　捷　贺晓路　熊智波

秘　书　张丰聪

前　言

　　中医药古籍是传承中华优秀文化的重要载体，也是中医学传承数千年的知识宝库，凝聚着中华民族特有的精神价值、思维方法、生命理论和医疗经验，不仅对于传承中医学术具有重要的历史价值，更是现代中医药科技创新和学术进步的源头和根基。保护和利用好中医药古籍，是弘扬中国优秀传统文化、传承中医学术的必由之路，事关中医药事业发展全局。

　　1949 年以来，在政府的大力支持和推动下，开展了系统的中医药古籍整理研究。1958 年，国务院科学规划委员会古籍整理出版规划小组在北京成立，负责指导全国的古籍整理出版工作。1982 年，国务院古籍整理出版规划小组召开全国古籍整理出版规划会议，制定了《古籍整理出版规划（1982—1990）》，卫生部先后下达了两批 200 余种中医古籍整理任务，掀起了中医古籍整理研究的新高潮，对中医文化与学术的弘扬、传承和发展，发挥了极其重要的作用，产生了不可估量的深远影响。

　　2007 年《国务院办公厅关于进一步加强古籍保护工作的意见》明确提出进一步加强古籍整理、出版和研究利用，以及

"保护为主、抢救第一、合理利用、加强管理"的方针。2009年《国务院关于扶持和促进中医药事业发展的若干意见》指出，要"开展中医药古籍普查登记，建立综合信息数据库和珍贵古籍名录，加强整理、出版、研究和利用"。《中医药创新发展规划纲要（2006—2020）》强调继承与创新并重，推动中医药传承与创新发展。

2003～2010年，国家财政多次立项支持中国中医科学院开展针对性中医药古籍抢救保护工作，在中国中医科学院图书馆设立全国唯一的行业古籍保护中心，影印抢救濒危珍本、孤本中医古籍1640余种；整理发布《中国中医古籍总目》；遴选351种孤本收入《中医古籍孤本大全》影印出版；开展了海外中医古籍目录调研和孤本回归工作，收集了11个国家和2个地区137个图书馆的240余种书目，基本摸清流失海外的中医古籍现状，确定国内失传的中医药古籍共有220种，复制出版海外所藏中医药古籍133种。2010年，国家财政部、国家中医药管理局设立"中医药古籍保护与利用能力建设项目"，资助整理400余种中医药古籍，并着眼于加强中医药古籍保护和研究机构建设，培养中医古籍整理研究的后备人才，全面提高中医药古籍保护与利用能力。

在此，国家中医药管理局成立了中医药古籍保护和利用专家组和项目办公室，专家组负责项目指导、咨询、质量把关，项目办公室负责实施过程的统筹协调。专家组成员对古籍整理研究具有丰富的经验，有的专家从事古籍整理研究长达70余年，深知中医药古籍整理研究的重要性、艰巨性与复杂性，履行职责认真务实。专家组从书目确定、版本选择、点校、注释等各方面，为项目实施提供了强有力的专业指导。老一辈专家的学术水平和智慧，是项目成功的重要保证。项目承担单位山东中医药大学、南京中医药大学、上海中医药大学、福建中医药大学、浙江省中医药研究院、陕西省中医药研究院、河南省中医药研究院、辽宁中医药大学、成都中医药大学及所在省市中医药管理部门精心组织，充分发挥区域间互补协作的优势，并得到承担项目出版工作的中国中医药出版社大力配合，全面推进中医药古籍保护与利用网络体系的构建和人才队伍建设，使一批有志于中医学术传承与古籍整理工作的人才凝聚在一起，研究队伍日益壮大，研究水平不断提高。

本着"抢救、保护、发掘、利用"的理念，该项目重点选择近60年未曾出版的重要古医籍，综合考虑所选古籍的保护价值、学术价值和实用价值。400余种中医药古籍涵盖了医经、基础理论、诊法、伤寒金匮、温病、本草、方书、内科、外科、女科、儿科、伤科、眼科、咽喉口齿、针灸推拿、养生、医案医话医论、医史、临证综合等门类，跨越唐、宋、金元、明以迄清末。全部古籍均按照项目办公室组织完成的行业标准《中医古籍整理规范》及《中医药古籍整理细则》进行整理校注，绝大多数中医药古籍是第一次校注出版，一批孤本、稿本、抄本更是首次整理面世。对一些重要学术问题的研究成果，则集中收录于各书的"校注说明"或"校注后记"中。

"既出书又出人"是本项目追求的目标。近年来，中医药古籍整理工作形势严峻，老一辈逐渐退出，新一代普遍存在整理研究古籍的经验不足、专业思想不坚定等问题，使中医古籍整理面临人才流失严重、青黄不接的局面。通过本项目实施，搭建平台，完善机制，培养队伍，提升能力，经过近5年的建设，锻炼了一批优秀人才，老中青三代齐聚一堂，有效地稳定了研究队伍，为中医药古籍整理工作的开展和中医文化与学术的传承提供必备的知识和人才储备。

本项目的实施与《中国古医籍整理丛书》的出版，对于加强中医药古籍文献研究队伍建设、建立古籍研究平台，提高古籍整理水平均具有积极的推动作用，对弘扬我国优秀传统文化，推进中医药继承创新，进一步发挥中医药服务民众的养生保健与防病治病作用将产生深远影响。

第九届、第十届全国人大常委会副委员长许嘉璐先生，国家卫生计生委副主任、国家中医药管理局局长、中华中医药学会会长王国强先生，我国著名医史文献专家、中国中医科学院马继兴先生在百忙之中为丛书作序，我们深表敬意和感谢。

由于参与校注整理工作的人员较多，水平不一，诸多方面尚未臻完善，希望专家、读者不吝赐教。

国家中医药管理局中医药古籍保护与利用能力建设项目办公室
二〇一四年十二月

许 序

"中医"之名立，迄今不逾百年，所以冠以"中"字者，以别于"洋"与"西"也。慎思之，明辨之，斯名之出，无奈耳，或亦时人不甘泯没而特标其犹在之举也。

前此，祖传医术（今世方称为"学"）绵延数千载，救民无数；华夏屡遭时疫，皆仰之以度困厄。中华民族之未如印第安遭染殖民者所携疾病而族灭者，中医之功也。

医兴则国兴，国强则医强。百年运衰，岂但国土肢解，五千年文明亦不得全，非遭泯灭，即蒙冤扭曲。西方医学以其捷便速效，始则为传教之利器，继则以"科学"之冕畅行于中华。中医虽为内外所夹击，斥之为蒙昧，为伪医，然四亿同胞衣食不保，得获西医之益者甚寡，中医犹为人民之所赖。虽然，中国医学日益陵替，乃不可免，势使之然也。呜呼！覆巢之下安有完卵？

嗣后，国家新生，中医旋即得以重振，与西医并举，探寻结合之路。今也，中华诸多文化，自民俗、礼仪、工艺、戏曲、历史、文学，以至伦理、信仰，皆渐复起，中国医学之兴乃属必然。

迄今中医犹为国家医疗系统之辅，城市尤甚。何哉？盖一则西医赖声、光、电技术而于 20 世纪发展极速，中医则难见其进。二则国人惊羡西医之"立竿见影"，遂以为其事事胜于中医。然西医已自觉将入绝境：其若干医法正负效应相若，甚或负远逾于正；研究医理者，渐知人乃一整体，心、身非如中世纪所认定为二对立物，且人体亦非宇宙之中心，仅为其一小单位，与宇宙万象万物息息相关。认识至此，其已向中国医学之理念"靠拢"矣，虽彼未必知中国医学何如也。唯其不知中国医理何如，纯由其实践而有所悟，益以证中国之认识人体不为伪，亦不为玄虚。然国人知此趋向者，几人？

国医欲再现宋明清高峰，成国中主流医学，则一须继承，一须创新。继承则必深研原典，激清汰浊，复吸纳西医及我藏、蒙、维、回、苗、彝诸民族医术之精华；创新之道，在于今之科技，既用其器，亦参照其道，反思己之医理，审问之，笃行之，深化之，普及之，于普及中认知人体及环境古今之异，以建成当代国医理论。欲达于斯境，或需百年欤？予恐西医既已醒悟，若加力吸收中医精粹，促中医西医深度结合，形成 21 世纪之新医学，届时"制高点"将在何方？国人于此转折之机，能不忧虑而奋力乎？

予所谓深研之原典，非指一二习见之书、千古权威之作；就医界整体言之，所传所承自应为医籍之全部。盖后世名医所著，乃其秉诸前人所述，总结终生行医用药经验所得，自当已成今世、后世之要籍。

盛世修典，信然。盖典籍得修，方可言传言承。虽前此 50 余载已启医籍整理、出版之役，惜旋即中辍。阅 20 载再兴整理、出版之潮，世所罕见之要籍千余部陆续问世，洋洋大观。

今复有"中医药古籍保护与利用能力建设"之工程，集九省市专家，历经五载，董理出版自唐迄清医籍，都 400 余种，凡中医之基础医理、伤寒、温病及各科诊治、医案医话、推拿本草，俱涵盖之。

噫！璐既知此，能不胜其悦乎？汇集刻印医籍，自古有之，然孰与今世之盛且精也！自今而后，中国医家及患者，得览斯典，当于前人益敬而畏之矣。中华民族之屡经灾难而益蕃，乃至未来之永续，端赖之也，自今以往岂可不后出转精乎？典籍既蜂出矣，余则有望于来者。

谨序。

第九届、十届全国人大常委会副委员长

许嘉璐

二〇一四年冬

王 序

　　中医学是中华民族在长期生产生活实践中，在与疾病作斗争中逐步形成并不断丰富发展的医学科学，是中国古代科学的瑰宝，为中华民族的繁衍昌盛作出了巨大贡献，对世界文明进步产生了积极影响。时至今日，中医学作为我国医学的特色和重要医药卫生资源，与西医学相互补充、相互促进、协调发展，共同担负着维护和促进人民健康的任务，已成为我国医药卫生事业的重要特征和显著优势。

　　中医药古籍在存世的中华古籍中占有相当重要的比重，不仅是中医学术传承数千年最为重要的知识载体，也是中医为中华民族繁衍昌盛发挥重要作用的历史见证。中医药典籍不仅承载着中医的学术经验，而且蕴含着中华民族优秀的思想文化，凝聚着中华民族的聪明智慧，是祖先留给我们的宝贵物质财富和精神财富。加强对中医药古籍的保护与利用，既是中医学发展的需要，也是传承中华文化的迫切要求，更是历史赋予我们的责任。

　　2010 年，国家中医药管理局启动了中医药古籍保护与利用能力建设项目。这既是传承中医药的重要工程，也是弘扬优秀民族文化的重要举措，不仅能够全面推进中医药的有效继承和创新发展，为维护人民健康做出贡献，也能够彰显中华民族的璀璨文化，为实现中华民族伟大复兴的中国梦作出贡献。

相信这项工作一定能造福当今，嘉惠后世，福泽绵长。

国家卫生与计划生育委员会副主任

国家中医药管理局局长

中华中医药学会会长

王国强

二○一四年十二月

马 序

　　新中国成立以来，党和国家高度重视中医药事业发展，重视古籍的保护、整理和研究工作。自 1958 年始，国务院先后成立了三届古籍整理出版规划小组，分别由齐燕铭、李一氓、匡亚明担任组长，主持制订了《整理和出版古籍十年规划（1962—1972）》《古籍整理出版规划（1982—1990）》《中国古籍整理出版十年规划和"八五"计划（1991—2000）》等，而第三次规划中医药古籍整理即纳入其中。1982 年 9 月，卫生部下发《1982—1990 年中医古籍整理出版规划》，1983 年 1 月，中医古籍整理出版办公室正式成立，保证了中医古籍整理出版规划的实施。2002 年 2 月，《国家古籍整理出版"十五"（2001—2005）重点规划》经新闻出版署和全国古籍整理出版规划领导小组批准，颁布实施。其后，又陆续制定了国家古籍整理出版"十一五"和"十二五"重点规划。国家财政多次立项支持中国中医科学院开展针对性中医药古籍抢救保护工作，文化部在中国中医科学院图书馆专门设立全国唯一的行业古籍保护中心，国家先后投入中医药古籍保护专项经费超过 3000 万元，影印抢救濒危珍、善、孤本中医古籍1640余种，开展了海外中医古籍目录调研和孤本回归工作。2010年，国家财政部、国家中医药管理局安排国家公共卫生专项资金，设立了"中医药古籍保护与利用能力建设项目"，这是继1982～1986年第一批、第二批重要中医药古籍整理之后的又一次大规模古籍整理工程，重点整理新中国成立后未曾出版的重要古籍，目标是形成并普及规范的通行本、传世本。

为保证项目的顺利实施，项目组特别成立了专家组，承担咨询和技术指导，以及古籍出版之前的审定工作。专家组中的许多成员虽逾古稀之年，但老骥伏枥，孜孜不倦，不仅对项目进行宏观指导和质量把关，更重要的是通过古籍整理，以老带新，言传身教，培养一批中医药古籍整理研究的后备人才，促进了中医药古籍保护和研究机构建设，全面提升了我国中医药古籍保护与利用能力。

作为项目组顾问之一，我深感中医药古籍保护、抢救与整理工作的重要性和紧迫性，也深知传承中医药古籍整理经验任重而道远。令人欣慰的是，在项目实施过程中，我看到了老中青三代的紧密衔接，看到了大家的坚持和努力，看到了年轻一代的成长。相信中医药古籍整理工作的将来会越来越好，中医药学的发展会越来越好。

欣喜之余，以是为序。

中国中医科学院研究员

马继兴

二〇一四年十二月

校注说明

　　《养新堂医论读本》成书于清同治三年（1864），是清代周赞鸿为开悟后学，"取幼年课本，重为校编，复者汰之，缺者补之，录为八卷"而成，以为初学入门之捷径。周赞鸿，字伯卿，清代长洲（今江苏苏州）人，生卒年月不可考。本书目前存世的仅有清同治三年甲子（1864）稿本，收藏于上海中医药大学图书馆。

　　此次校注以上海中医药大学图书馆馆藏的《养新堂医论读本》稿本为底本，以本书载录的喻嘉言、张璐、徐灵胎、尤在泾、陈修园、张曜孙、叶天士诸医家著述作为他校。

　　本书的整理原则为：

　　1. 采用规范简化字，并对原文进行标点。

　　2. 凡原文中字词疑难或生疏者，予以简注。典故加以书证。

　　3. 凡底本中的异体字、古字、俗字，以及明显的笔画误字，予以径改，不出校。

　　4. 原书繁体竖排改为简体横排，表示上、下文的"右""左"，统一改为"上""下"，不出校。

　　5. 原书每卷卷首有"长洲后学周赞鸿伯卿甫辑"字样，今一并删去。

　　6. 底本目录包括总目和分目，但编排次序凌乱，总目、分目、正文三者之间多有不符。今将总目和分目合而为一，如正文正确而目录有误则据正文订正目录，如目录正确而正文错误则据目录订正正文。最后据校订后的正文重新编排目录。

　　7. 原书注文，今以另体小字单行排列；底本的眉批，今以另体小字单行排列，前加［批］，置于正文相应处。

8. 原书中引用前代文献者，出注说明。其中，引用与原文无差者，用"语出"；引用与原文有出入者，用"语本"；凡称引自某书而某书不见反见于他书者，用"语见"。

医论自叙

医书浩瀚，茫如烟海，《灵》《素》《本经》乃治病识药之绳墨，《伤寒》《金匮》为辨证立方之范围。斯五书者，博大深微，一如儒家之五经四书，通彻颇难。外此有越人之《难经》、元化之《中藏》，源本炎黄，独抒心得，其中理蕴精湛，不异诸子百家，会心匪易。厥后又有王叔和《脉经》、皇甫士安《甲乙经》，逮《千金》《外台》等书，亦皆广深渊博，综参论断，集千圣之大成，譬犹《史》《鉴》《纲目》之类，寓作于述者也。自宋元而后，迄我熙朝①，著作日繁，何止数千卷，要其大旨，不外轩岐、仲师之轨范而扩充之尔。然造义各有短长，文理不能兼善，欲采择方论，正如披沙拣金，殊非易易。是故先医读经之外，必取简明便易之书以授初学，为入门之捷径，盖亦昉②乎《小学》《语类》《近思录》之遗意欤！第今俗尚《必读》《心悟》诸书，则又卤莽灭裂③，不足传道解惑启发愚蒙也。近惟喻嘉言、张路玉、徐灵胎、尤在泾诸君子之著述，理明辞达，差堪④表彰先圣，开悟后学。惜乎各自为说，繁简不能适中，为觖憾⑤耳。

今春仲，余赋归故土，心绪稍抒，因取幼年课本重为校编，

---

① 熙朝：兴盛的朝代。

② 昉（fǎng 仿）：开始。

③ 卤莽灭裂：形容做事草率粗疏。出自《庄子·则阳》："昔予为禾，耕而卤莽之，则其实亦卤莽而报予；芸而灭裂之，其实亦灭裂而报予。"

④ 差（chā 叉）堪：略可。差，略微。

⑤ 觖（jué 绝）憾：失望、遗憾。觖，不满意。

复者汰之，缺者补之，录成八卷。拟与二三知己析疑赏奇，互相观摩，由浅入深，期于有成。则南阳夫子①宫墙虽峻，奚难梯级②而窥堂室矣？是为序。

同治三年甲子秋七月吴中周赞鸿谨识

---

① 南阳夫子：张仲景。
② 梯级：梯之阶级，比喻由浅入深。

目 录

卷　一

中　风

中风统论

中风之病，昔人有真、类之分，盖以贼风邪气所中者为真，痰火食气所发者为类也。以愚观之，人之为病，有外感之风，亦有内生之风。而天人之气，恒相感召；真邪之动，往往相因。故无论贼风邪气从外来者，必先有肝风为之内应，即痰火食气从内发者，亦必有肝风之始基。设无肝风，亦只为他病已耳，宁有卒倒、偏枯、歪僻、牵引等症哉？《经》云风气通于肝[1]，[批] 读书贵有定见，以风气通于肝一句为主脑，便做一篇大文字，尤君卓识绝伦矣！又云：诸风掉眩，皆属于肝；诸湿肿满，皆属于脾；诸寒收引，皆属于肾[2]。由此观之，则中风之病，其本在肝，犹中湿之属于脾，中寒之属于肾也。虽五脏各有中风之症，然风在他脏，则又显他脏之证矣，岂如今人之所谓中风哉？而其为病，则有脏腑经络浅深之异。口眼歪斜，络病也，其邪浅而易治；手足不遂，身体重痛，经病也，邪差深矣，故多从倒仆后见之；卒中昏厥，语言错乱，腑病也，其邪为尤深矣。大抵倒仆之后[3]，经腑皆能有之，其倒后神清识人者在经，神昏不识人者在腑耳。至于唇缓失音、耳聋目瞀、遗尿声鼾等症，则为中脏，病之最深者也。然其间经病兼腑者有之，脏病连经者有

---

[1]　风气通于肝：语见《素问·阴阳应象大论》。
[2]　诸风掉眩……皆属于肾：语出《素问·至真要大论》。
[3]　后：《金匮翼》卷一《中风》中作"候"，义胜。

之，腑脏经络齐病者有之，要在临病详察也。[批]此本《金匮》立说，最为确切，非如后世之宗东垣①者，多影响浮谈也！□②

至于真邪虚实之故，治法通塞之宜，苟不预为讲求，何以应斯仓卒哉！夫邪气所触者，邪风暴至，真气反陷，经络腑脏卒然不得贯通，不相维系，《内经》所谓邪风之至，疾如风雨③是也。脏邪所发者，脏气内虚，肝风独胜，卒然上攻九窍，旁溢四肢，如火之发，如泉之达，而不可骤止。肝象木而应风，而其气又暴故也。又邪气所触者，风自外来，其气多实；肝病所发者，风从内出，其气多虚。病虚者，气多脱；病实者，气多闭。脱者欲其收，不收则死；闭者欲其通，不通亦死。[批]中风有五绝：口开为心绝，手撒为脾绝，眼合为肝绝，遗尿为肾绝，声如鼾睡为肺绝。又有汗出如油，为元气内绝。发直、目上视、面赤如妆、汗缀如珠落，皆不治。约言治要，盖有八法，兹用条列于后。神而明之，存乎其人耳。

卒中八法

一曰开关。卒然口噤目张，两手握固，痰壅气塞，无门下药，此为闭症。闭则宜开，不开则死。搐鼻、揩齿、探吐，皆开法也。

二曰固脱。猝然之候，但见目合口开、遗尿、自汗者，无论有邪无邪，总属脱症。脱则宜固，急在元气也。元气固，然后可以图邪气。

---

① 东垣：李杲，字明之，自号东垣老人，金元时期著名医家。著有《脾胃论》《内外伤辨惑论》《用药法象》《医学发明》《兰室秘藏》《活法机要》等。

② □：此处文字漫漶难辨，待考。

③ 邪风……风雨：语见《素问·阴阳应象大论》。

三曰泻大邪。昔人谓：南方无真中风病，多是痰火气虚所致。是以近世罕有议解散者。然其间贼风邪气亦间有之，设遇此等，岂清热、益气、理痰所能愈哉？续命之方，所以不可竟废也。俟大邪既泄，然后从而调之。

四曰转大气。大气，不息之真气也，不转则息矣。故不特气厥类中，即真中风邪，亦以转气为先。经①云大气一转，邪气乃散②，此之谓也。

五曰逐痰涎。或因风而动痰，或因痰而致风，或邪风多附顽痰，或痰病有如风病。是以掉摇、眩晕、倒仆、昏迷等症，风固有之，痰亦能然，要在有表无表、脉浮脉滑为辨耳。风病兼治痰则可，痰病兼治风则不可。

六曰除热风。内风之气多从热化，昔人所谓风从火出者是也，是症不可治风，惟宜治热。《内经》云：风淫于内，治以甘凉③。《外台》云：中风多从热起，宜先服竹沥汤④。河间云：热盛而生风，或热微风甚，即兼治风也；或风微热甚，但治其热，即风亦自消也⑤。

七曰通窍隧。风邪中人，与痰气相搏，闭其经隧，神暴昏、脉暴绝者，急与苏合、至宝之属以通之。盖惟香药为能达经隧、通神明也。

八曰灸腧穴。中风卒倒者，邪气暴加，真气反陷，表里气不相通故也。灸之不特散邪，抑以通表里之气。又真气暴虚，

① 经：《脉经》，西晋王叔和著。
② 大气……乃散：语出《脉经》卷八《平水气黄汗气分脉证》。
③ 风淫……甘凉：《素问·至真要大论》作"风淫于内，治以辛凉"。
④ 中风……竹沥汤：语本《外台秘要》卷第十四《中风及诸风方一十四首》。
⑤ 热盛……自消也：语出《黄帝素问宣明论方》卷五《伤寒门》。

阳绝于里，阴阳二气，不相维系，药石卒不能救者，亦惟灸法为能通引绝阳之气也。

已①上八法，不过约言治要耳，而风气善行数变，症状不一，兹更备举诸风，条列如下，学者习而通焉，则思过半矣。

中风失音不语

失音者，语无音声，盖即瘖也。夫喉咙者，气之所上下也；会厌者，声音之门户也。其气宣通，则声音无所阻碍。若风邪搏于会厌，则气道不宣，故令人失音；其邪气入脏者，则并不能言语也。《外台》云：肝风其口不能言，脾风声不出，或上下手。又云：脾之脉，挟喉连舌本，心之别脉系舌本，今心脾脏受风邪，故舌强不得语也②。河间③云：内夺而厥，谓肾脉虚弱，其气厥不至舌下，则舌瘖不能言，足废不能用，经④名瘖痱，地黄饮子主之⑤。比而论之，失音者，语言如故，而声音不出，为脏之虚也；舌强不能语，虽语而蹇涩不清，痰涎风气之所为也；不语者，绝无语言，非神昏不知人，即脏气厥，不至舌下。要须分别治之。

口眼歪斜

足阳明脉循颊车，手太阳脉循颈上颊，二经俱受风寒，筋

① 已：通"以"，表示时间方位等界限。《论衡·累害》："公侯已下，玉石杂糅。"

② 脾之脉……舌强不得语也：语出《外台秘要》卷第十四《风不得语方二首》。脾之脉，原作"脾之脾之脉"，据《外台秘要》改。

③ 河间：刘完素，字守真，金代医学家，寒凉派创始人。代表作有《素问要旨论》《黄帝素问宣明论方》《三消论》《伤寒标本心法类萃》等。

④ 经：《黄帝内经太素》。

⑤ 内夺而厥……地黄饮子主之：语本《黄帝素问宣明论方》卷二《诸证门》。

急引颊，令人口㖞僻，目不能正视。又云风入耳中，亦令口㖞。缘坐卧处对耳有窍，为风所中，筋牵过一边，连眼皆紧，睡着一眼不合者是也。

戴元礼①云：有无故口眼㖞斜，投以中风药不效，盖缘骨虚中受风邪所致，当于外治法求之，不可例作寻常中风治之②。

偏　风

风邪偏客身之一边也。其状或左或右，手不能举，足不能履。《内经》所谓风邪之气，各入其门户，所中则为偏风③是也。亦有阴阳偏废，左右不相贯通，或凝痰死血，壅塞经络者，其状与偏风等也。盖左右者，阴阳之道路，不可偏也，偏则阴阳倾而隔矣；经络者，血气所流注，不可塞也，塞则气血壅而废矣。和利阴阳，疏瀹④经络，治内伤之道也；大药攻邪，针熨取汗，治外感之道也。

风　缓

即摊缓。其候四肢不举，筋脉关节无力，不可收摄者，谓之摊。其四肢虽能举动，而肢节缓弱，凭物不能运用者，谓之缓。或以左为摊，右为缓，则非也。但以左得之病在左，右得之病在右耳。推其所自，皆气血虚耗，肝肾经虚，阴阳偏废而得之。或有始因他病，服吐下之药过度，亦使真气内伤，营卫

① 戴元礼：戴思恭，字元礼，号肃斋（一作"复庵"），明代医学家。著有《秘传证治要诀及类方》《推求师意》及校补《金匮钩玄》等。

② 有无故口眼㖞斜……寻常中风治之：语出《秘传证治要诀及类方》卷之一《诸中门》。

③ 风邪之气……则为偏风：《素问·风论》作"风中五脏六腑之俞，亦为脏腑之风，各入其门户所中，则为偏风"。

④ 疏瀹（yuè 月）：疏通。

失守，一身无所禀养而然也。

仁斋①云：风缓者，风邪深入而手足为之弛缓也。夫脾主肌肉、四肢，胃为水谷之海，所以流布水谷之气，周养一身。脾胃既虚，肢体失其所养，于是风邪袭虚，由腠理而入肌肉，由肌肉而入脾胃，安得不为之缓废乎？又人之一身，筋骨为壮，肝主筋，肾主骨，肝肾气虚，风邪袭之，亦有肢体缓弱之症，是当先去②风而后益之③。

痹历节

痹症统论

《内经》谓：风寒湿三气杂至，合为痹，其风气胜者为行痹，寒气胜者为痛痹，湿气胜者为着痹④。行痹者，行而不定，世称谓走注疼痛是也。痛痹者，疼痛苦楚，世称谓痛风是也。着痹者，着而不移，世称谓麻木不仁是也。夫痹者，闭也，五脏六腑之正气为邪所闭，则痹而不仁也。

《内经》论痹，又有骨、筋、脉、肌、皮五痹。大率风寒湿所谓三痹之病，又以所遇之时、所客之处而命其名，非此行痹、痛痹、着痹之外，又别有骨痹、筋痹、脉痹、肌痹、皮痹也。

风寒湿三气袭人经络，入于骨则重而不举，入于脉则血凝不流，入于筋则屈而不伸，入于肉则不仁，入于皮则寒。久不

---

① 仁斋：杨士瀛，字登父，号仁斋，南宋医学家。著有《伤寒类书活人总括》《仁斋直指方论》《仁斋小儿方论》等。

② 去：通"驱"。驱逐。《左传·僖公十五年》："千乘三去，三去之余，获其雄狐。"

③ 风缓者……风而后益之：语出《仁斋直指方论》卷之四《风缓》。

④ 风寒湿……着痹：语出《素问·痹论》。

已，则入五脏。烦满喘呕者，肺也。上气嗌干厥胀者，心也。多饮数溲、夜卧则惊者，肝也。尻以代踵、脊以代头①者，肾也。四肢懈惰、发咳呕沫②者，脾也。大抵显脏症则难治矣。

行　痹

行痹者，风气胜也。风之气善行而数变，故其症上下左右，无所留止，随其所至，血气不通而为痹也。治虽通行血气，宜多以治风之剂。又《寿夭刚柔篇》云：病在阳者，名曰风；病在阴者，名曰痹；阴阳俱病，名曰风痹。风痹云者，以阳邪而入于阴之谓也，故虽驱散风邪，又必兼以行血之剂。又有血痹者，以血虚而风中之，亦阳邪入阴之所致也。盖即风痹之症，而自风言之，则为风痹；就血言之，则为血痹耳。若其它风病而未入于阴者，则固不得谓之痹症矣。

痛　痹

痛痹者，寒气偏胜，阳气少，阴气多也，夫宜通而塞则为痛。痹之有痛，以寒气入经而稽迟，泣③而不行也。治宜通引阳气，温润经络，血气得温而宣流，则无壅闭矣。河间云：痹气身寒，如从水中出者，气血不行，不必寒伤而作④。故治痛痹者，虽宜温散寒邪，尤要宣流壅闭也。

---

① 尻（kāo）以代踵脊以代头：语见《素问·痹论》。形容痹症筋骨拘挛，头不能举，足不任地的症状。尻，臀部。

② 四肢懈惰发咳呕沫：《素问·痹论》作"脾痹者，四支懈惰，发咳呕汁"。

③ 泣（sè涩）：通"涩"，涩滞不畅。《素问·五脏生成》："血……凝于脉者为泣。"吴崑《素问吴注》："泣，涩同，血涩不利也。"

④ 痹气身寒……不必寒伤而作：语本《黄帝素问宣明论方》卷一《诸证门》。

着痹

着痹者，湿气胜也。夫湿，土气也，土性重缓，荣卫之气与湿俱留，则著而不移。其症多汗而濡，其病多着于下，有挟寒、挟热，在气、在血之异，须审而治之。

热痹

热痹者，闭热于内也。《内经》论痹有云其热者，阳气多，阴气少，病气胜，阳遭阴，故为痹热①。所谓阳遭阴者，腑脏经络先有蓄热，而复遇风寒湿气客之，热为寒郁，气不得通，久之寒亦化热，则㾥痹②熻然③而闷也。

肠痹

肠痹者，《内经》所谓数饮而出不得，中气喘争，时发飧泄④是也。夫大肠者，传导之府，小肠者，受盛之官，皆水谷气味出入之要路也。今风寒湿三气痹之，邪气独留，正气遂闭，由是水道不通，糟粕不化，则虽多饮而不得溲便，中气喘满而时发飧泄也。

胞痹

胞痹者，《内经》云少腹膀胱按之内痛，若沃以汤，涩于小便，上为清涕⑤是也。膀胱藏津液而禀气化，邪气痹之，水气不行，则畜而生热，积而成实，故按之内痛。若沃以汤，而涩于小便也。足太阳之脉，其直行者，从巅入络脑，邪气不得下

---

① 其热者……故为痹热：语见《素问·痹论》。

② 㾥痹：肢体麻痹。

③ 熻（xī 西）：熻，热。

④ 数饮……时发飧泄：语见《素问·痹论》。

⑤ 少腹……上为清涕：语见《素问·痹论》。

通于胞者，必反①而上逆于脑，脑气下灌出于鼻窍，则为清涕也。

按：肠痹、胞痹同为内痹，而胞痹为肾虚热壅膀胱，肠痹为风寒湿著于脾胃。肾沥汤用清凉以化热壅，吴茱萸散用辛辣以开邪痹也。

臂痹

臂痹者，臂痛连及筋骨，上支②肩胛举动难支，由血弱而风中之也。

挛症

挛皆属肝，《经》云肝主身之筋膜③故也。有热，《经》云肝气热则筋膜干，筋膜干则筋急而挛④是也。有寒，《经》云寒多则筋挛骨痛⑤，又云寒则筋急⑥是也。有湿热，《经》云湿热不攘，大筋緛短，小筋弛长，緛短为拘，弛长为痿⑦是也。有虚，《经》云脉弗荣则筋急⑧、屈伸不利，仲景云血虚则筋急⑨是也。

历节痛风

历节风者，血气衰弱，风寒袭入关节，不得流通，真⑩邪

---

① 反：通"返"。《论语·微子》："使子路反见之。"
② 支：通"肢"。《淮南子·原道》："四支不勤。"
③ 肝主身之筋膜：语见《素问·痹论》。
④ 肝气热……筋急而挛：语出《素问·痿论》。
⑤ 寒多则筋挛骨痛：语出《素问·皮部论》。
⑥ 寒则筋急：《灵枢·经筋》中作"寒则反折筋急"。
⑦ 湿热不攘……弛长为痿：语见《素问·生气通天论》。緛（ruǎn软），缩也。
⑧ 脉弗荣则筋急：语见《灵枢·经脉》。
⑨ 血虚则筋急：语见《伤寒论·辨脉法》。
⑩ 真：正。

相攻，所历之节，悉皆疼痛，故谓历节风是也。痛甚则使人短气自汗，头眩欲吐，肢节挛曲，不可屈伸。亦有热毒流入四肢者，不可不知。

历节肿痛的①是湿病，由饮酒当风，或汗出入水所致。经②云湿流关节③是也。挟寒者，其痛如掣；挟风者，黄汗自出。其遍身走痒，彻骨疼痛，旦静夜剧，发如虫啮者，谓之白虎历节。

痿

痿症统论

五痿，心、肝、肺、脾、肾之痿也。痿属燥病，故皆因肺热而生也。阳明者，五脏六腑之海，主润宗筋，阳明无病，则宗筋润，能束骨而利机关，虽有肺热不能成痿也。肺热叶焦，阳明虚弱，津液不化，筋骨失养，皮毛瘁痿，发为痿躄，不能行也。因而心气热为脉痿，则胫节纵而不任地，肺兼心病也。因而肾气热为骨痿，则腰脊不能兴举，肺兼肾病也。因而肝气热为筋痿，则筋失所养，拘挛不伸，肺兼肝病也。因而脾气热为肉痿，则胃燥而渴，肌肉不仁，肺兼脾病也。

痿痹之证，今人多为一病，以其相类也。然痿病两足痿软不痛，痹病通身肢节疼痛。但观古人治痿皆不用风药，则可知痿多虚，痹多实，而所因有别也。

痿属燥病，因何而用治湿热苦燥之药？盖遵《内经》之治法，独取于阳明胃也。故胃家无病，虽有肺热，惟病肺而不病

---

① 的：确实。
② 经：《金匮要略》。
③ 湿流关节：语见《金匮要略·脏腑经络先后病脉证》。

痿也。是知病痿者，胃家必有故也，或湿热，或积热，或湿痰。不论新久，若胃壮能食，当先审证攻之。胃有湿痰，用控涎丹攻之；有湿热者，用小胃丹攻之；有积热者，用三承气汤攻之。此治胃壮能食之法也。若胃弱饮食减少，气血津液不足，当先以补养脾胃为主。其有久病留连，诸虚燥热，或攻下之后调理，当审证治之，始收全功也。

厥

诸厥统论

《厥论》云：厥之寒热者，何也？阳气衰于下，则为寒厥，阴气衰于下，则为热厥①。曰阳厥者，因善怒而得也；曰风厥者，手足搐搦，汗出而烦满不解也；曰痿厥者，痿病与厥杂合，而足弱痿无力也；曰痹厥者，痹病与厥病杂合，而脚气顽麻肿痛，世谓脚气冲心者是也；曰厥痹者，卧出而风吹之，血凝于肤者为痹，凝于脉者为泣，凝于足者为厥是也。今人又以忽然昏晕，不省人事，手足冷者为厥。仲景论伤寒，则以阳症传阴，手足寒者，为热厥，主以四逆散；阴症恶寒，手足寒者，为寒厥，主以四逆汤，《内经·厥论》②之义则不然。盖足之三阳起于足五指之表，三阴起于足五指之里，故阳气胜则足下热，阴气胜则从五指至膝上寒，其寒也不从外，皆从内也。论得寒厥之由，以其人阳气衰不能渗荣其经络，阳气日损，阴气独在，故手足为之寒也，附子理中汤。论得热厥之由，则谓其人必数醉，若饱以入房，气聚于脾中，肾气日衰，阳气独胜，故手足

① 厥之寒热者……则为热厥：语出《素问·厥论》。
② 内经厥论：《素问·厥论》。

为之热也，加减八味丸。

《经》云阳气者，烦劳则张，精绝。张，主也。烦劳则主精绝。辟积于夏，使人煎厥。夏暑伤气而煎厥，气逆也。目盲不可以视，耳闭不可以听，清暑益气汤。阳气者，大怒则形气绝，而血菀于上，使人薄厥，血积胸中不散，气道阻碍不行，故为暴逆，犀角地黄汤。二阳一阴发病，名曰风厥①，肝木克胃，风胜其湿，不制肾水，故令上逆，地黄饮子。又骨痛爪枯为骨厥；两手指挛急，屈伸不得，爪甲枯厥，为臂厥；身立如椽为骭厥②。此皆内虚气逆也，并宜八味丸。喘而宛③，狂走登高，为阳明厥，此为邪实，承气汤下之。厥而腹满，不知人，卒然闷乱者，皆因邪气乱，阳气逆，是少阴肾脉不至也，名曰尸厥，卒中天地戾气使然，急以二气丹二钱，用陈酒煎，如觉焰硝起，倾放盆内，盖著。温服，如人行五里许，又进一服，不过三服即醒。若膏粱本虚之人，用人参、附子，酒煎服。并灸百会穴四十九壮，气海、丹田三百壮，身温灸止。艾炷止④许绿豆大，粗则伤人。暴厥脉伏，不省人事，莫辨阴阳，急用鸡子蒸法对脐蒸之，令热气透达于内即苏。然后按脉症疗之。如连换三枚不应，不可救矣。

虚 劳

虚劳统论

虚劳，一曰虚损。盖积劳成虚，积虚成弱，积弱成损也。虚者空虚之谓，损者破散之谓。虚犹可补，损则罕有复完者矣。

---

① 二阳一阴……风厥：语出《素问·阴阳别论》。
② 骭（gàn 淦）厥：足阳明经经气自胫部上逆的病证。骭，胫骨也。
③ 宛（yè 页）：干呕。
④ 止：仅。

古有五劳、五蒸、六极、七伤之名，而不一其说。然五劳者主五脏，心劳、肝劳、脾劳、肺劳、肾劳是也。五蒸者主躯体，肤蒸、肉蒸、脉蒸、筋蒸、骨蒸也。六极者，气极、血极、筋极、肌极、精极、骨极，合内外兼阴阳者也。七伤者，大饱伤脾，大怒气逆伤肝，强力举重，久坐湿地伤肾，形寒饮冷伤肺，忧愁思虑伤心，大恐惧不节伤志，风雨寒暑伤形，合形脏神而言者也。外此，所谓志劳、忧劳、瘦劳、思劳，及阴寒、阴痿、里急、精速等症为七伤者，皆非也。

损证有自上至下者，有自下至上者，而皆以中气为主。故《难经》：一损损于肺，皮聚而毛落；二损损于心，血脉虚弱，不能荣于脏腑，妇人则月水不通；三损损于胃，饮食不为肌肤。此自上而下者也。一损损于肾，骨痿不能起于床；二损损于肝，筋缓不能自收持；三损损于脾，饮食不能消克。此自下而上者也。《机要》① 云：虚损之疾，寒热因虚而感也。感寒则损阳，故损自上而下，治之宜以辛甘淡，过于胃则不可治也。感热则损阴，故损自下而上，治之宜以苦酸咸，过于脾则不可治也②。夫脾胃居中而运水谷，脾胃气盛，四脏虽虚，犹能溉之，不然则四脏俱失其养矣，得不殆乎？故曰：过于脾胃者不治。

治损之法，莫善于《难经》谓损其肺者，益其气；损其心者，调其荣卫；损其脾者，调其饮食，适其寒温；损其肝者，缓其中；损其肾者，益其精③。盖肺主气，益之使充也；心主血，而营卫者，血之源，和之使无偏也；脾运水谷而主肌肉，

---

① 机要：《病机机要论》。见于明徐彦纯撰、刘纯续增之《玉机微义》。
② 虚损之疾……则不可治也：语出《玉机微义》卷十九《虚损门》。
③ 损其肺者……益其精：语见《难经·十四难》。

调之适之，毋①困其内，亦无伤其外也；肝苦急，缓之使疏达也；肾之精，益之使不匮也。后人不辨损在何脏，概与养阴清火，术亦疏矣。

虚劳营卫不足

虚劳营卫不足者，脉极虚芤迟，短气里急，四肢酸疼，腹中痛，或悸或衄，或手足烦热，咽干口燥。宜甘酸辛药调之，甘以缓急，酸以养阴，辛以养阳也。

肺　劳

肺劳者，呼吸少气，咳嗽喘急，嗌干。气极则皮毛焦干，津枯力乏，腹胀喘鸣。由预事而忧，或风邪久住而成，宜分邪正冷热而治之。

心　劳

心劳者，恍惚惊悸，少颜色。热则烦心、口干、溺涩；寒则内栗②、梦多、恐怖。由曲运神机而成。热则清之，寒则温之，养血安神则一也。

肾　劳

肾劳之证，面黑足冷、耳聋、膝软腰痛、少腹拘急、小便不利，八味肾气丸主之。此为肾藏不足，内生寒冷，王太仆③所谓肾虚则寒动于中④也。

---

① 毋：原作"母"，据文义改。
② 栗：发抖。
③ 王太仆：王冰，号启玄子，唐代医家。曾为太仆令，故称王太仆。曾整理注释《黄帝内经素问》。
④ 肾虚则寒动于中：语见《重广补注黄帝内经素问》卷第二十二《至真要大论》。

脾　劳

脾劳之证，食不化，心腹痞满，呕吐吞酸，面色萎黄。甚者心腹常痛，大便泄利，手足逆冷，骨节酸疼，日渐消瘦。由脾胃久积风冷之气所致，亦名冷劳，木香猪肚丸主之。

风　劳

风劳之证，肌骨蒸热，寒热往来，痰嗽盗汗，黄瘦毛焦，口臭，或成疳利。由风邪淹滞①，经络瘀郁而然。其病多著于肝，亦名肝劳。

热　劳

热劳者，因虚生热，因热而转虚也。其证心神烦躁，面赤唇焦，身热气短，或口舌生疮是也。《明医杂著》云：人之一身，阳常有余，阴常不足，况节欲者少，过欲者多，精血既亏，相火必旺，火旺则阴愈消，而劳瘵咳嗽，咳血吐血等症见矣。故宜常补其阴，使阴与阳齐，则水能制火，而水升火降，斯无病矣②。

干血劳

干血，血瘀而干也。瘀则生热，内伤肝肺，发热咳嗽，日以益甚，不已则成劳。《金匮》所谓经络营卫气伤，内有干血，肌肤甲错，两目黯黑③者是也。仲景大黄䗪虫丸主之。

---

①　淹滞：久留。

②　人之一身……斯无病矣：语出明代医家王纶著《明医杂著》卷之一《补阴丸论》。

③　经络营卫气伤……两目黯黑：语见《金匮要略·血痹虚劳病脉证并治》。

王念西①云：虚劳发热，未有不由瘀血者，而瘀血未有不由内伤者。人之起居饮食，一有失节，便能成伤②。瘀积之血牢不可拔，新生之血不得周灌，与日俱积，其人尚有生理乎？仲景施活人手眼，以润剂濡干血，以蠕动啖血之物行死血，死血既去，病根以铲，而后可从事于滋补矣。陈大夫百劳丸可与此互用。

传尸劳

张鸡峰③云：传尸劳者，缘尸疰及挟邪精鬼气而成者也。大概寒热淋露，沉沉默默，不的知其所苦，而无处不恶，积年累月，渐就委顿，既死之后，又复传易他人者是也。兹须以通神明去恶气诸药治之④。

三消 附强中

消渴病有三：一渴而饮水多，小便数，有脂如麸片，甜者是消渴也；二吃食多，不甚渴，小便少，似有油而数者，是消中也；三渴饮水不能多，但腿肿脚先瘦小，阴痿弱，数小便者，是肾消也。

消渴大禁有三：一饮酒，二房事，三咸食及面。能慎此者，虽不服药，自可无他。不知此者，纵有金丹，亦不可救。慎之！慎之！

---

① 王念西：王肯堂，字宇泰，亦字损中，号损庵，自号念西居士，明代医家。撰《证治准绳》等。

② 虚劳发热……便能成伤：语出《证治准绳（杂病）》卷之一《诸伤门·虚劳》。

③ 张鸡峰：张锐，字子刚，宋代著名医家。代表著作《鸡峰普济方》。

④ 传尸劳者……诸药治之：语出《鸡峰普济方》卷第一《诸论·劳疰》。

消渴之患，常始于微而成于著，始于胃而极于肺肾。始如以水沃焦，水入犹能消之，既而以水投石，水去而石自若。至于饮一溲一，饮二溲二，则燥火劫其真阴，操立尽之势而成槁槁矣。《内经》有其论无其治，《金匮》有论有治也，而集书者采《伤寒论》厥[①]阴经消渴之文凑入，后人不能决择，斯亦不适于用也。盖伤寒传经热邪，至厥阴而尽，热势入深，故渴而消水，及热解，则不渴且不消矣，岂杂症积渐为患之比乎？谨从《内经》拟议言之：《经》谓治消瘅、仆击、偏枯、痿厥、气满发热，肥贵人则膏粱之疾也[②]，此中消之所由来也。肥而不贵，食弗给于鲜；贵而不肥，食弗过于饕；肥而且贵，醇酒厚味，孰为限量哉？久之食饮酿成内热，津液干涸，求济于水。然水入尚能消之也，愈消愈渴，其膏粱愈无已，而中消之病成矣。夫既瘅成为消中，随其或上或下，火热炽盛之区，以次传入矣。上消者，胃以其热上输于肺，而子受母累，心复以其热移之于肺，而金受火刑。金者，生水而出高源者也。饮入胃中，游溢精气而上，则肺通调水道而下。今火热入之，高源之水为暴虐所逼，和外饮之水，建瓴而下，饮一溲二，不但不能消胃[③]水，且并素酝水精竭绝而尽输于下，较大腑之暴注下泄尤为甚矣，故死不治也。至于胃以其热由关门下传于肾，肾或以石药耗其真，女劳竭其精者，阳强于外，阴不内守，而小溲浑浊如膏，饮一溲二，肾消之病成矣。故肾者胃之关也，关门不开，则水无输泄而为肿满；关门不闭，则水无底止而为消渴。

---

① 厥：前原衍"采"字，据文义删。

② 治消瘅……膏粱之疾也：语出《素问·通评虚实论》。气满发热，《通评虚实论》作"气满发逆"。

③ 胃：《张氏医通》卷九《杂门·消瘅》作"外"，义胜。

消渴属肾一证，《金匮》原文未脱，其曰：饮一斗，溲一斗者，肾气丸主之①。于此蒸动精水，上承君火，而止其下入之阳光，此正通天手眼。

张子和辄敢诋之，既诋仲景，复诹河间，谓其神芎丸，以黄芩味苦入心，牵牛、大黄驱火气而下，以滑石引入肾经，将离入坎，真得黄庭之秘。颠倒其说，阿私所好②，识趣卑陋③若此，又何足以入仲景之门哉？

何伯斋《消渴论》中已辨其非，吾观戴人④吐下诸按中，从无有治消渴一案者，然以承气治壮火之理施之消渴，又无其事矣。故以下消之火，水中之火也，下之则愈燔；中消之火，竭泽之火也，下之则愈伤；上消之火，燎原之火也，水从天降可减，徒攻肠胃，无益反损。夫地气上为云，然后天气下为雨，是故雨出地气，地气不上，天能雨乎？故急升地气以慰三农，与亟蒸肾气以溉三焦，皆事理之必然耳。

强　中

肾消之病，古名强中，又谓内消。多因恣意色欲，或饵金石，肾气既衰，石气独在，精髓失养，故常发虚阳。不交精出，小便无度，唇口干焦，宜用生脉散下加减八味丸。

---

① 饮一斗……肾气丸主之：《金匮要略·消渴小便不利淋病脉证并治》中作"男子消渴，小便反多，以饮一斗，小便一斗，肾气丸主之"。

② 阿私所好：指曲从个人的爱好。阿，曲从；私，个人的；好，喜好、喜爱。

③ 识趣卑陋：识见志趣平庸浅陋。

④ 戴人：张从正，字子和，号戴人，金元四大家之一。著有《儒门事亲》《三复指迷》等。

卷　二

伤　寒

伤寒统论

徐洄溪[1]曰：《难经》论伤寒有五种，一曰中风，二曰伤寒，三曰湿温，四曰热病，五曰温病。又按王叔和编次仲景《伤寒论·略例》云：中而即病者，名曰伤寒。不即病者，寒毒藏于肌肤，至春变为温病，至夏变为暑病。暑病者，热极重于温也。又第四篇，先序痓[2]湿暍三证，痓则伤寒之变证，暍即热病，湿即《难经》所谓湿温也。又《伤寒论·太阳上篇》亦首举中风、伤寒、温病证脉各异之法。《素·热病论》云：今夫热病者，皆伤寒之类也。又云：凡病伤寒而成温者，先夏至日为病温，后夏至日为病暑[3]。则此五者之病，古人皆谓之伤寒，与《难经》渊源一辙，后世俗学不明其故，遂至聚讼纷纭，终无一是，是可慨也。

管凝斋[4]曰：寒者，天地之一气。《伤寒》者，举一以名书，一百一十三方，果皆治寒之剂哉？犹鲁史错举四时而名《春秋》也。窃谓伤寒一症，不特霜降以后、春分以前有之，即三时皆有之，不过因时易名春温、夏暑，其症治已全具于三百九十七法中，在学者能通其变耳。是《伤寒》实备六气之治，

---

① 徐洄溪：徐大椿，字灵胎，晚号洄溪老人，清代医家。著有《医学源流论》《慎疾刍言》《兰台轨范》等。
② 痓（chì 赤）：筋脉拘挛强直的一类病症。
③ 凡病伤寒……病暑：语出《素问·热论》。
④ 管凝斋：管鼎，字象黄，号凝斋，又号佛容，清代医家。

厥后或专论温热，或专主三焦，或主心营肺卫，要不过《伤寒》中之一气一经，未足以窥全豹也①。

张石顽②曰：伤寒、杂病，世分两途，伤寒以攻邪为务，杂病以调养为先。则知工伤寒者，胸中执一汗下和解之法，别无顾虑正气之念矣。杂病家宁不有攻邪之证耶？只缘胶执己见，不能圆通，以致伤寒一切虚症坏症不敢用补，杂病一切表症实症不敢用攻。举俗所见皆然，病家亦宁死无怨。良由圣教久湮③，邪说横行之故，是不得不以伤寒入门见症定名真诀，一句喝破，令杂病家粗知分经辨腑，不致妄为举措，宁无小补于世哉！姑以阴阳传中、冬温、温热、时行大纲，辨述如下④。

阴阳传中

如交霜降节后，有病发热头痛，自汗，脉浮缓者，风伤卫症也。以风为阳邪，故只伤于卫分。卫伤，所以腠理疏，汗自出，身不疼，气不喘，脉亦不紧。如见恶热发寒，头疼，骨节痛，无汗而喘，脉浮紧者，寒伤营症也。以寒为阴邪，故直伤于营分。营伤，所以腠理固闭，无汗而喘，身疼骨节痛，而脉不柔和。如见发热恶寒，头痛身疼，汗不得出而烦躁，脉浮紧者，风寒并伤营卫也。以风为阳邪，无窍不入，风性善动，法当有汗。寒为阴邪，万类固闭，寒气敛束，郁遏腠理，所以不得外泄，热势反蒸于里而发烦躁也。上皆太阳经初病见症。有

---

① 寒者……未足以窥全豹也：语见《吴医汇讲》卷七《四时皆有伤寒说》。此后原衍标题"伤寒"二字，据文义删。

② 张石顽：张璐，字路玉，号石顽老人，清代医家。著有《张氏医通》《伤寒缵论》《伤寒绪论》《本经逢原》《诊宗三昧》等。

③ 湮（yān烟）：埋没。

④ 伤寒杂病……辨述如下：语见《张氏医通》卷二《诸伤门·伤寒》。

桂枝、麻黄、青龙鼎峙三法。若交阳明之经，则恶寒皆除，但壮热自汗而脉浮数，以阳明内达于胃，多气多血，邪入其经，蒸动水谷之气，故皆有汗。但以能食为阳邪属风，不能食为阴邪属寒辨之。若交少阳之经，则往来寒热，口苦胁痛，以其经居表里之半，邪欲入则寒，正与争则热，所以只宜和解，而有汗、下、利小便三禁。

至其传变，虽有次第，本无定矩。有循经而传者，有越经而传者，有传遍六经者，有传至二三经而止者。有犯本者，有入腑者。有邪在太阳不传阳明之经即入阳明之腑者，有阳明经腑相传者，有从少阳经传入阳明腑者。所以仲景有太阳阳明、正阳阳明、少阳阳明之异。或云少阳无逆传阳明之理，殊不知胃为十二经之总司，经经交贯，且少阳之经在外，而阳明之腑在内，何逆之有？至若传入阴经，亦有转入胃腑而成下证者，太阴脏腑相连，移寒移热最易。少阴亦有下利清水，色纯青，心下痛，口干燥者，厥阴亦有下利谵语者，此皆阴经入腑之症。少阴更有移热膀胱之腑，一身手足尽热，小便血者，厥阴亦有转出少阳，呕而发热者，二经接壤故也。又有转出太阳表症者，如下利后，清便自调，身疼痛，此阴尽复阳也。

夫所谓犯本者，太阳经邪入膀胱之本，如烦渴引饮，水入即吐，小便不利者，风伤卫之犯本也；如热结膀胱，其人如狂，或下血者，此寒伤营之犯本也。所以仲景有五苓、桃核承气之分。

邪热入胃，则当详三阳明之原，而与三承气缓急分治。盖阳明居中，万物所归，无所复传，至此悉宜攻下。但须俟①结

---

① 俟（sì 四）：等待。

定，则热邪尽归于胃，然后下之。若结未定而下早，则有结胸、痞满、挟热利等证，以邪热归并中土未尽，乘机内入而为变矣。故伤寒家有汗不厌早、下不嫌迟、发表不开、不可攻里之戒。

邪在少阳，入犯胆腑，则胸满惊烦，小便不利，一身尽重不可转侧。或入血室，则昼日明了，夜则谵语如见鬼状，皆宜按症求治。但此经之要，全重在于胃气，所以小柴胡中必用人参。仲景云胃和则愈，胃不和则烦而悸①之语，乃一经之要旨也。

至传三阴，太阴则腹满时痛；少阴则腹痛自利下重，小便不利，甚则口燥心下痛；厥阴则寒热交错，寒多热少则病进，热多寒少则病退。大抵少阴传经，热邪必从太阴而入，厥阴必从少阴而入，非若阴症，有一入太阳不作郁热，便入少阴之理。当知伤寒传经之症，皆是热邪，经中邪盛而溢入奇经，故其传皆从阳维而传布三阳，阴维而传布三阴，与十二经脏腑相贯之次第无预②也。其邪必从太阳经始，以冬时寒水司令，故无先犯他经之理。但有他经本虚，或为合病，或为越经，或陷此经不复他传，非若感冒非时寒疫之三阳混杂也。大抵寒疫多发于春时，春则少阳司令，风木之邪，必先少阳，而太阳阳明在外，病则三经俱受，以是治感症之方，若香苏、芎苏、参苏、正气、十神之类，皆三经杂用不分耳。试观夏暑必伤心包，秋燥必伤肺络，总不离于司运主令也。

其有误治而成坏症者，症类多端，未能悉举。即如结胸痞满，良由误下表邪内陷，故脉必有一部见浮。盖寒伤营，营属

---

① 胃和则愈……烦而悸：《伤寒论·辨少阳病脉证并治》作"少阳不可发汗，发汗则谵语，此属胃。胃和则愈，胃不和，烦而悸"。

② 预：相干。

血，而硬痛者为结胸；风伤卫，卫属气，而不痛者为痞满。然痞满之基，多由其人痰湿内蕴，非若结胸之必因下早而阳邪内陷。此大小陷胸、五种泻心，分司结胸、痞满诸治也。至于懊憹①诸症，无结可攻，无痞可散，惟栀子豉汤可以开发虚人内陷之表邪，一涌而迅扫无余。即劳复、食复，但于方中加枳实一味。其温热时行，亦可取法乎此也。

至于阴症，既无热邪气蒸，万无传经之理。即有阴邪，阴主静，断不能传。原其受病，必先少阴，或形寒饮冷伤脾，则入太阴有之。其厥阴之症，无不由少阴而病，所以少阴温经之药，峻用姜、附、四逆。厥阴风木之脏，内伏真火，虽有阴寒，不过萸、桂之属，若当归四逆加吴茱萸换肉桂足矣，不必姜、附也。然仲景厥阴例中，非无四逆等治。当知厥阴之寒，皆由少阴虚寒而来，故用姜、附合少阴而温之，所谓肾肝同治也。即太阴未尝不用四逆也，亦是命门火衰，不能生土致病，故必兼温少阴，所谓治病必求其本也。

夫治伤寒之法，全在得其纲领。邪在三阳，则当辨其经腑；病入三阴，则当分其传中。盖经属表，宜从外解；腑属里，必须攻下而除。传属热，虽有阳极似阴、厥逆自利等症，但须审先前。曾发热头痛，至四五日或数日，而见厥利者，皆阳邪亢极，厥深热深之证，当急清理其内，误与温药必死。但清之有方，须知阳极似阴之症，其人根气必虚，即与救热存阴，须防热去寒起。间有发汗太过而成亡阳之候，亦有攻下太过而阴阳俱脱者，不妨稍用温补，然脱止阳回，即当易辙，不可过剂以耗其津，况此证与真阴受病不同。

---

① 懊憹（náo挠）：烦闷。憹，古同"恼"。

中属寒，虽有阴极似阳，发热燥闷等症，但须审初病。不发热，无头痛，便吐清水，踡卧足冷，自利腹痛，脉来小弱，至四五日或六七日，反见大热躁乱，欲坐卧泥水中，渴欲饮水而不能下喉，脉虚大不能鼓激者，此阴盛格阳之假热，阳欲脱亡之兆，峻用参、附无疑。

有卒暴中寒，厥冷不省者，此正①阳大虚，寒邪斩关直入之候。丹溪②所谓一身受邪，难分经络③是也，非频进白通、通脉不能挽回。

更有少阴中风，虽不发热，亦无自汗、厥冷、呕吐下利等症，但觉胸中痞满不安，不时心悬若饥，自言腹满，他人按之不满，手足自温，六脉小弱而微浮者，此为阴经阳邪，人罕能识，惟宜黄芪建中稍加人参、熟附温散其邪。若挟饮食，则气口涩滞，亦有模糊不清者，当与枳实理中。手足微冷，加附子。若误与发散必死，破气宽中亦死，消克攻下亦死。若峻用四逆，伤犯真阴，多有咳逆血溢之虞。此症初时不以为意，每每委之庸师，所以犯之百无一生也。

冬温

冬时天气大暖，而见发热咳嗽者，此为冬温。以伏藏之令而反阳气大泄，少阴不藏，非时不正之气得以入伤少阴之经。阳气发外，所以发热；热邪伤气，所以咳嗽。其经上循喉咙，所以喉肿，下循腹里，所以感之深者，则自利也。冬温本秋燥

---

① 正：《张氏医通》卷二《诸伤门·伤寒》作"真"，义胜。

② 丹溪：朱震亨，字彦修，世居丹溪，人称丹溪先生，元代医家，金元四大家之一。著有《格致余论》《局方发挥》《本草衍义补遗》《外科精要发挥》等。

③ 一身……经络：语见《丹溪治法心要》卷一《伤寒》。

之余气，故咽干痰结，甚则见血，与伤风之一咳其痰即应不同。咳则颅胀者，火气上逆也；咳甚则脏腑引痛者，火气内郁也。其脉或虚缓，或虚大无力，亦有小弱者，热邪伤气故也。若肾气本虚，则尺脉微弦，暮则微寒发热。素常气虚，则气口虚大，身热，手足微冷；或有先伤冬温，更加暴寒，寒郁热邪，则壮热头痛，自汗喘咳，脉来浮，举则微弦，中候则软滑，重按则少力。虽有风寒，切不可妄用风药升举其邪，轻则热愈甚而咳愈剧，重则变风温灼热而死。亦不可用辛散，多致咽喉不利，唾脓血，痰中见血，甚则血溢血泄，发斑狂①惑，往往不救。又不可用耗气药，多致咳剧，痛引周身，面热足冷而致危候。惟宜加减葱白香豉汤调之。兼有风寒外袭，则加羌活、紫苏；寒邪盛极而发烦躁者，但于前药中稍加麻黄五七分、石膏钱许，或葳蕤汤②本方主之。缘此症见于冬时，举世医流莫不以伤寒目之，而与发散致夭枉者不可枚举。曷知西北二方，患真中风伤寒者最多，患冬温者绝少，间有伤于火炕者，亦有伤于火而复伤于寒者，可与越婢③汤、桂枝二越婢一汤。以其地厚资实，可胜攻伐，非若东南之禀气孱弱也。至如大岭以南，阳气当泄之地，但有瘴疠之毒，绝无伤寒之患。即使客游他处，感冒风寒，仅可藿香正气之类。若麻黄、青龙绝不可犯，误用而发动身中素蕴之瘴湿，则壮热不止，每致殒命，不可不慎。

温病④

有冬时触犯邪气，伏于经中，至春分前后，乘阳气发动而

---

① 狂：《张氏医通》卷二《诸伤门·伤寒》中作"狐"。
② 葳蕤汤：今作"葳蕤汤"。
③ 婢：原作"脾"，据医理改。
④ 温病：原书卷二分目录作"春温"。

为温病。《素问》所谓冬伤于寒，春必病温①是也。其证不恶寒，但恶热而大渴，其脉多数盛而浑浑不清，越人②所谓温病之脉，行在诸经，不知何经之动③。绝不似伤寒浮紧之状，且右尺与气口，必倍于人迎，信非人迎紧盛之比。此证大忌发汗，若误与表散，必燥热无汗，闷乱不宁而死。以其邪伏经中，日久皆从火化而发，其热自内达外，必用辛凉以化在表之热，苦寒以泄在里之热，内气一通，自能作汗。有服承气，大汗淋漓而愈者；有大渴饮水，通身汗出而热顿除者；有浑身壮热，服黄芩汤、葱白香豉汤，得汗而解者；有发热自利，服葛根黄芩黄连汤而愈者；有舌干便闭，服凉膈散而安者。故古谚有温热病误下不为大害，误汗为害非常。真格言也！

但春时多有非时寒疫杂其间，不可不谛审明白而为治疗。盖暴感风寒之证，初时畏寒不渴，至二三日热邪伤耗津液方渴，与温病热病之一病便昏昏不爽、大热烦渴不同。其脉多浮盛而见于左手，与温病之右脉数盛亦异。若兼右脉滑盛或涩滞模糊者，必停饮食之故。故治寒疫，当先发散为主，即有宿滞，兼与橘、半、枳、朴，不得滥用里药。倘邪未入里而误与攻下，不无引贼破家之虞，故其治与伏气迥乎不类也。

热 病

伏气之发于夏至后者，热病也。其邪从④夏火郁发，从少阴蒸遍三阳，与伤寒之逐经传变不同。亦有兼中暍而发者，其

养新堂医论读本

二六

---

① 冬伤于寒春必病温：《素问·生气通天论》作"冬伤于寒，春必温病"。

② 越人：秦越人，战国时著名医学家。著有《难经》等。

③ 温病之脉……何经之动：语见《难经·五十八难》。

④ 从：《张氏医通》卷二《诸伤门·伤寒》作"乘"。

治与中喝无异。喝虽热毒暴中，皆缘热耗肾水，汗伤胃汁，火迫心包，故用白虎之知母以净少阴之源，石膏以化胃腑之热，甘草、粳米护心包而保肺胃之气。与热病之邪伏少阴、热伤胃汁、火迫心包不殊，故可异病同治，而热邪皆得涣散也。若热毒亢极不解，腹满气盛者，凉膈、双解、承气、解毒兼苦燥而攻之，或三黄、石膏、栀子豉汤汗之。用法不峻，投剂不猛，必不应手。非如伤寒，待阳明胃实而后可攻下也。

时　行

时行疫疠，非常有之病，或数年一发，或数十年一发。多发于饥馑兵荒之后。发则一方之内，沿门阖境①，老幼皆然，此大疫也。亦有一隅偶见数家，或一家止一二人或三五人病症皆同者，此常疫也。即如痘、疹、麻、斑之类，或越一二年或三五年一见，非若大疫之盛行，所以人不加察耳。即如软脚瘟症，医者皆以脚气目之；捻颈瘟症，医者皆以喉痹目之；绞肠瘟症，医者皆以臭毒目之；杨梅瘟症，医者皆以丹肿目之；黑骨瘟症，医者皆以中毒目之；瓜瓢瘟症，医者皆以畜血伤寒目之。惟疙瘩瘟症之阖门暴发暴死，大头瘟之骤胀热蒸，秽气遍充，不敢妄加名目也。夫常疫之气，皆是湿土之邪郁发，治宜表里分解，随邪气所在而攻之。孙真人云：疫气伤寒，三日以前不解，葱白香豉汤加童便热服汗之②。不汗，少顷更服，以汗出热解为度。三服不解而脉浮，尚属表症，则用白虎；见里症，则宜承气、解毒；表里不分，则宜

----

①　阖（hé 合）境：边界以内的地方。此指染病区域。

②　疫气伤寒……热服汗之：语出《备急千金要方》卷九《伤寒方上》。

双解、凉膈。汗下后复见表症，再与白虎；复见里症，更与承气；表里势热，则宜三黄石膏、三黄栀子豉汤汗之。有汗下三四次而热除者，有热解后忽复壮热，不妨再汗再下。若见脉症皆虚，法无更攻之理，惟与清热解毒汤、人中黄丸、人中黄散之属调之。非如伤寒有下早变症之虑，亦非温热不可频下之比，大率以热除邪尽为度，不当率制其虚也。惟下元虚人，非生料六味补其真阴，则不能化其余热，又不可拘于上说也。至于大疫，则一时详一时之症，一方用一方之法，难可预为拟议也。以上所述，不过为杂病家开一辨症法门，其间肯綮①，未遑②繁述。

百合病

百合病，即痿证之暴者。伤寒后得此为百合病，肺病日久而得者，为痿症。《金匮》云百脉一宗③者，言周身之血，尽归心主也。心主血脉，又主火，若火淫则热畜不散，流于血脉，故百脉一宗，悉致其病也。人身气阳而血阴，若气盛则热，气衰则寒。今病在血，不干于气，所以如寒无寒，如热无热，欲食不食，欲卧不卧，欲行不行，皆阳火灼阴，无可奈何之状也。又上逆④则为口苦，下热则为便赤，亦阳火灼阴之患也。药虽治病，然必借胃气以行之。若毒血在脾胃，经脉闭塞，药虽入而胃弱不能行，故得药转剧而吐利也。病不在皮肉筋骨，则身形如和，惟热在血，故脉微数也。脉数血热，则心火上炎，不

---

① 肯綮：筋骨结合的地方，比喻要害或最重要的关键。
② 未遑：来不及。
③ 百脉一宗：语见《金匮要略·百合狐惑阴阳毒病脉证治》。
④ 逆：据前后文义，当为"热"。

下交于肾，而膀胱之经亦不得引精于上，上虚则溺时淅然①头眩，甚则为头痛。以此微甚，可卜②其愈日之远近也。其治法咸用百合为君，以安心补神，能去血中之热，利大小便，导涤瘀积。然必鲜者，庶③克有济。若汗之而失者，佐知母以调其上焦之津液；下之而失者，佐滑石、代赭以理其下焦之痹结；吐之而失者，佐鸡子黄以补其中焦之营血。若不经吐下发汗，但佐生地黄汁以凉血，血凉则热毒解而蕴积自行，故大便出如黑漆矣。其一月不解，百脉壅塞，津液不化而成渴者，故用百合洗之，则一身之脉皆得通畅，而津液行，渴自止。勿食盐豉者，以味咸而凝血也。若洗后渴不瘥④，是中无津液，则以瓜蒌、牡蛎主之。若变发热，乃脉郁而成热，佐滑石以通利之。百合病皆持两端，不表不里，为热行血脉之中，非如伤寒可得汗下等法。所以每多误治之失，往往有绵延经岁不已者，愈期不复可拘也。至于误行汗下，变证救治，大略不逾上法，但当随所案虚实偏胜而调之，切勿误认下元虚而用温补之法也。

陶厚堂⑤曰：此症行止坐卧皆不能安，自朱奉议以为伤寒之变症，后之注《金匮》者，或言属气，或言属血，论说纷纭，余窃以为皆未中肯。夫百脉一宗，悉致其病，乃本乎心神涣散也。心主脉，故心病而脉为之皆病矣。惟其心神涣散，行止坐卧，皆不能安，故百合而加生地黄汁，显为五志之火，消灼心阴。于是以百合之其形象心，瓣瓣合抱，凝合涣散之心神。地

---

① 淅然：寒貌。

② 卜（bǔ补）：推断。

③ 庶：《张氏医通》卷六《痿痹门·百合》作"始"。

④ 瘥（chài）：病愈。

⑤ 陶厚堂：陶宗暄，字厚堂，清代医家。著有《百合病赘言》。

黄之柔润多汁，补坎填离，而为佐使，《经》所谓津液相成，神乃自生①之意也。此外因误治之变，而随症治之。《金匮》所立数方，不过略举其概，达权通变，惟在法古者之引伸触类耳。

徐灵胎②曰：此等症，病后得之者甚多，医者不知，多方误治，以致病气日深，不可救疗。始终无一人能识之者，遍地皆然也。

按：赵以德、张石顽辈，皆以此症为心病；尤在泾、徐灵胎等皆云肺朝百脉，故以百合治肺为主药。大抵心肺兼病，两说俱通也。

感　冒

徐灵胎曰：感冒风寒，头痛发热，憎寒咳嗽，涕唾稠黏，胸膈满闷，脉弱无汗，《易简》参苏饮主之，《活人》败毒散、九味羌活汤亦主之。盖其病止在皮毛肌肉之中，未入经络，故不能传变，大假③驱散太阳、阳明之风寒足矣。其有食者，则兼用消食之品可也。此等症四时皆有，南方最多。

又云：凡人偶感伤寒，头痛发热，咳嗽涕出，俗语谓之伤风。非《伤寒论》中所云之伤风，乃时行之杂感也。人皆忽之，不知此乃至难治之疾，生死之所关也。盖伤风之疾，由皮毛以入于肺，肺为娇脏，寒热皆所不宜。太寒则邪气凝而不出，太热则火灼金而动血，太润则生痰饮，太燥则耗津液，太泄则汗出而阳虚，太涩则气闭而邪结。并有视为微疾，不避风寒，不

① 津液相成神乃自生：语见《素问·六节藏象论》。
② 徐灵胎：徐大椿，一名大业，晚号洄溪老人，清代医家。著有《伤寒论类方》《难经经释》《医学源流论》《医贯砭》《神农本草经百种录》《兰台轨范》等。
③ 假：凭借。

慎饮食，经年累月，病机日深，或成血症，或成肺痿，或成哮喘，或成怯弱，比比皆然。误治之害，不可胜数。谚云：伤风不醒变成劳。至言也。然则治之何如？一驱风，苏叶、荆芥之类；二消痰，半夏、象贝之类；三降气，苏子、前胡之类；四和营卫，桂枝、白芍之类；五润津液，蒌仁、玄参之类；六养血，当归、阿胶之类；七清火，黄芩、山栀之类；八理肺，桑皮、大力子之类。八者随其症之轻重而加减之，更加以避风寒、戒辛酸，则庶几渐愈，否则必成大病。医者又加以升提辛燥之品，如桔梗、干姜之类。不效，即加以酸收，如五味子之类，则必见血。既见血，随用熟地、麦冬，以实其肺，即成劳而死。四十年以来，我见以千计矣，伤哉①！

恶　寒

恶寒有阳虚阳郁之异，阳虚者宜补而温之，阳郁者宜开发上焦，以升阳明之气。丹溪所谓久病恶寒当用解郁②是也。

有热伏恶寒者，虽当夏月，若遇风霜，欲得重绵，时觉凛凛战栗，如丧神守，此热伏于里，而反觉冷，实非寒也。或曰：往往见有服热药而愈者，何也？曰：病热之人，其气炎上，郁为痰饮，抑遏清道，阴气不升，病热尤甚，积痰得热，亦为暂退，热势助邪，其病益深。或曰：寒热如此，谁敢以寒凉与之，非杀而何也？曰：古人遇战栗之症，有以大承气汤下燥屎而愈者，恶寒战栗，明是热症，但有虚实之分耳。有胃气虚衰，不能实表分肉而恶寒者；有上焦之邪隔绝营卫，不能升发出表而

---

① 凡人偶感伤寒……伤哉：语见《医学源流论》卷下《伤风难治论》。
② 久病恶寒当用解郁：语见《丹溪治法心要》卷四《寒热》。

卷二
三一

恶寒者；有酒热内郁，不得泄而恶寒者。背恶寒是痰饮，仲景云：心下有留饮，其人背恶寒，冷如冰①。身前寒属胃，《经》云：胃足阳明之脉，气虚则身以前皆寒栗②。掌中寒者，腹中寒。鱼上白肉有青血脉者，胃中有寒③。

外感、内伤、伤食、湿痰、火郁，皆有恶寒，非独阳虚也。若脉浮紧、头痛拘急、身疼、微恶寒、热起，是外感，审时令轻重发散之。脉缓弱，或气口虚大，按之无力，兼见倦怠、手心热，是内伤元气症，补中益气汤加桂、附二三分，以行参、芪之力，且益阳气也。脉弦滑、恶心头痛、饱闷溢酸，是内伤宿食，从伤食治；或脉来涩伏、腹满、烦热、喘促者，是冷食结滞于内也，当与温消，枳实理中汤。审系肉食，加炮黑山楂一二钱。脉滑或沉，周身疼痛而恶寒者，属痰湿，乃痰在上焦，遏绝阳气而然，肥人多此，宜二陈加二术、羌、防，少佐桂枝。甚者，先吐之。恶寒非寒，不战而栗，从火郁治，宜火郁汤。若郁遏阳气于脾土，令人恶寒者，东垣升阳散火汤。内虚里急，恶寒少气，手足厥冷，少腹挛急，足胫疼酸，此阳不足也，大建中汤。背恶寒，脉浮大而无力者，为气虚。脉弦数，寒热兼作，乃疮肿之候，须问身中有无肿处。大抵恶寒症，除阳虚外，属表症者多，乃表中阳气不得发越而然，须辛散之。

恶寒家不可过覆近火，寒热相搏，脉道沉伏，愈令病人寒不可遏，但去被彻火，兼以和营之药，自然不恶寒矣。妇人恶寒，尤不可近火，寒气入腹，血室结聚，针药所不能治矣。

---

① 心下有留饮……冷如冰：《金匮要略·痰饮咳嗽病脉证并治》作"夫心下有留饮，其人背寒冷如手大"。

② 胃足阳明之脉……寒栗：语本《灵枢·经脉》

③ 掌中寒者……胃中有寒：语见《灵枢·论疾诊尺》。

背恶寒

背为阳位，背上恶寒，阳受病而阴邪亢逆也。其病有七：

一者暴中阴寒，四肢厥冷而背恶寒，脉必沉细，附子汤温散之。

一者素禀阳衰而背上常微恶寒，脉来微弱，八味丸温补之。

一者热邪内伏，烦渴引饮而背恶寒，脉多沉滑，或伏匿，此火郁于内也。热病初发多此，白虎汤解散之。

一者中暑暍热，亦多有背恶寒，人参白虎、清暑益气，按症清解之。

一者湿痰内郁，肢体疼重而痞闷头汗，其人必肥盛，其脉或缓滑，或涩滞，滑则指迷茯苓加胆星，涩则苓桂术甘加半夏、广皮分解之。

一者瘀血内滞而头汗目黄，小便清利，大便溏黑，小腹偏左或左胁中脘有疼处，脉必关尺弦紧，或带芤状，桃核承气、犀角地黄随上下虚实清理之。

一者无故脉数，而背恶寒、疼重。寒热者，为发痈疽之兆，膏粱①多此，不可疑似而迟延，难疗也。

振　寒

《经》言：虚邪之中人也，洒洒动形。正邪之中人也，微见于色，不知其身②。又曰：阳明所谓洒洒振寒。阳明者，午也，五月盛阳之阴也，阳盛而阴气加之，故洒渐振寒③，当泻阳者

---

① 膏粱：肥美的食物。此处借指富贵人家。
② 虚邪之中人也……不知其身：语出《灵枢·邪气脏腑病形》。
③ 阳明所谓洒洒振寒……洒渐振寒：语出《素问·脉解》。

也。又云：阳气客于皮肤，阴气盛，阳气虚，故振振寒栗，当补阳者也①。如六脉弦细而涩，按之空虚，此大寒证，亦伤精气，当温补者也。泻阳，白虎加人参汤、竹叶石膏汤；补阳，黄芪建中汤。若夫真阳虚症，但寒栗耳，不作振也。或兼风则振，桂枝加附子汤。

战　栗

《经》云：肾之变动为栗②。《原病式》③曰：战栗：动摇，火之象也。阳动阴静，而水火相反，故厥逆禁固，屈伸不便，为病寒也。栗者，寒冷也。或言寒战为脾寒者，未明变化之道也。此由心火日盛，亢极而战，反兼水化制之，故寒栗也。寒栗由火盛似水，实非兼有寒气也，以大承气下之，多有燥屎，下后热退，则寒栗愈矣④。若阳虚则但畏寒，阳郁则振寒战栗，有火无火之分也。亦有暴感寒邪，恶寒脉伏而战栗者，麻黄汤发散之。

发　热

发热统论

有表而热者，谓之表热。无表而热者，谓之里热。故苦以治五脏，五脏属阴而居于内；辛以治六腑，六腑属阳而居于外。

---

① 阳气客于皮肤……当补阳者也：《灵枢·口问》作"寒气客于皮肤，阴气盛，阳气虚，故为振寒寒栗，补诸阳"。
② 肾之变动为栗：语本《素问·阴阳应象大论》。
③ 原病式：《素问玄机原病式》。金代刘完素著。
④ 战栗动摇……则寒栗愈矣：语出《素问玄机原病式·六气为病·热类》。

故曰：内者下之，外者发之。

饮食劳倦，为内伤元气。元气伤，则真阳下陷，内损虚热。故东垣发补中益气之论，用人参、黄芪等甘温之药，大补其气而提其下陷，此用气药以补气之不足者也。劳心好色，内伤真阴，阴血既伤，则阳气偏胜，而变为火矣。此为阴虚火旺劳瘵之症，故丹溪发阳有余阴不足之论，用四物加黄柏、知母，补其阴而火自降，此用血药以补血之不足者也。益气、补阴，皆内伤症也，一则因阳气之下陷而升提之，一则因阴火之上升而滋降之，一升一降，迥然不同矣。节斋

平旦发热，热在行阳之分，肺气主之，故用白虎汤以泻气中之火；日晡潮热，热在行阴之分，肾气主之，故用地骨皮散以泻血中之火。白虎汤治脉洪，故抑之，使秋气得以下降也；地骨皮散治脉弦，故举之，使春气得以上升也。

治热之法有五：一曰和，二曰取，三曰从，四曰折，五曰夺。假令小热之病，当以凉药和之。和之不已，次用取，为热势稍大，当以寒药取之。取之不已，次用从，为热势既甚，当以温药从之。谓药气温也，味随所为。或以寒因热用，味通所用；或寒以温用，或以汗发之。不已，又用折，为病势极甚，当以逆折之。制之不已，当以下夺之。下夺之不已，又用属，为求其属以衰之。缘热深陷在骨髓，无法可出，针药所不能及，故求属以衰之。求属之法，是同声相应、同气相求之道也。如或又不已，当广求其法而治之，譬如孙子之用兵，在山谷，则塞渊泉；在水陆，则把渡口；在平川广野，当清野千里。塞渊泉者，刺俞穴；把渡口者，夺病发时前；清野千里，如肌羸瘦弱，当广服大药以养正。

劳倦发热

劳倦发热者，积劳成倦，阳气下陷，则虚热内生也。其症身热心烦，头痛恶寒，懒言恶食，脉洪大而空，状类伤寒。切戒汗下，但服补中益气汤一二服，得微汗则已，非正发汗，乃阴阳气和，自然汗出也。

火郁发热

火郁发热者，阳气为外寒所遏，不得宣行，郁而成火。或因胃中过食冷物，郁遏阳气于脾土之中，令人心烦，手足心热，骨髓中热如火燎，此为郁热。《经》云火郁则发之①，宜东垣火郁汤。

血虚发热

血虚发热，亦从劳倦得之。东垣云：饥困劳役之后，肌热烦躁，困渴引饮，目赤面红，昼夜不息，其脉大虚，按之无力②。《经》曰：脉虚则血虚③。血虚则发热，症象白虎，惟脉不长，实为辨也。误服白虎，旬日必变。

阳浮发热

阳浮发热，其端有二。或脾胃气虚，阳浮于外，其症上见呕恶，下为溏泄，其脉大而不实。身虽大热，切忌寒凉，宜甘辛温药温其中④，使土厚则火自敛也。或肾虚火不归经，游行于外，其症烦渴引饮，面赤，舌刺唇黑，足心如烙，或冷

① 火郁则发之：《素问·六元正纪大论》作"火郁发之"。

② 饥困劳役之后……按之无力：语出《内外伤辨惑论》卷中《暑伤胃气论》。

③ 脉虚则血虚：《素问·刺志论》作"脉虚血虚"。

④ 中：原书以朱笔书于"其"和"使"旁，据文义补于"其"后。

如冰，其脉洪大无伦，按之微弱，宜八味肾气丸之属，导火下行也。

积痰发热

积痰发热者，其脉弦滑，其症胸鬲①痞塞，背心疼痛。《活人书》所谓中脘有痰，令人憎寒发热，状类伤寒，但头不痛、项不强为异②。

瘀血发热

瘀血发热者，其脉涩，其人但漱水不欲咽，两脚必厥冷，少腹必结急。是不可以寒治，不可以辛散，但通其血，则发热自止。

骨蒸热

骨蒸热者，热伏于内而气蒸于外也。其证肌热盗汗，黄瘦口臭，久而不愈。此骨蒸伏热，营卫不通之所致也。少男室女，多有此证。

食积酒毒发热

食积者，当暮发热，恶闻食臭，时时嗳腐，其脉滑或实。《活人》所谓伤食令人头痛、脉数、发热，但左手人迎脉平和，身不疼是也③。酒毒者，脉数溺赤，《经》云酒气与谷气相搏，热盛于中，故热遍于身，内热而溺赤④是也。

---

① 鬲：通"膈"。《素问·风论》："食饮不下，鬲塞不通。"
② 中脘有痰……项不强为异：语出《类证活人书》卷七。
③ 伤食……身不疼是也：语出《类证活人书》卷七。
④ 酒气与谷气相搏……内热而溺赤：语见《素问·厥论》。

寒　热

徐灵胎曰：寒热之因，千变万殊。有属外感，有属内伤，而外感内伤之中，又各不同，其浅深有皮肤骨髓之殊，其久暂有岁月之异。轻者有似感冒，重者即变骨蒸，所以《内经》以后诸书，寒热自有方论，不入伤寒等法，大假以清营中之热为主。其或有属痰饮，有属于血，有属积聚，有属败症，不可胜举。其治法各详于本病条下，当随症消息①之可也。

外热内寒，外寒内热

皮寒而燥者，阳不足；皮热而燥者，阴不足。皮寒而寒者，阴盛也；皮热而热者，阳盛也。仲景云：病人身大热，反欲得近衣者，热在皮肤，寒在骨髓也②，黄芪建中汤汗之；病人身大寒，反不欲近衣者，寒在皮肤，热在骨髓也③，越婢汤发之。若杂症外热内寒者，理中汤敛之；外寒内热者，火郁汤散之。

上热下寒，上寒下热

热发于上，阳中之阳邪也；热发于下，阴中之阳邪也。寒起于上，阳中之阴邪也；寒起于下，阴中之阴邪也。《脉经》云阳乘阴者，腰已下至足热，腰已上寒④，栀子豉汤吐以升之。阴气上争，心腹满者死。阴乘阳者，腰已上至头热，腰已下寒，

---

① 消息：斟酌。

② 病人身大热……寒在骨髓也：语见《伤寒论·辨太阳病脉证并治上》。

③ 病人身大寒……热在骨髓也：语见《伤寒论·辨太阳病脉证并治上》。

④ 阳乘阴者……腰已上寒：《脉经》卷七《重实重虚阴阳相附生死证第十九》作"阳附阴者，腰以下至足热，腰以上寒"。

桂苓丸利以导之。阳气上争，得汗者生。若杂症上热下寒，既
济汤；兼大便秘，既济解毒汤；火不归元，八味丸；上寒下热，
五苓散送滋肾丸；虚阳下陷者，加减八味丸。

霍　乱

霍乱总括

欲吐不吐，欲泻不泻，心腹大痛，名曰干霍乱，又名搅肠
痧。若舌卷筋缩，则卵阴入腹，难治也。

霍乱之病，得之于风寒暑食水邪杂揉为病，乱于肠胃，清
浊相干，故心腹大痛吐泻也。宜藿香正气汤。暑则吐多，合香
薷饮，名二香汤。湿则泻多，加苍术。暑热甚者，用辰砂六一
散，或五苓散加石膏、滑石、寒水石，名甘露饮。寒极肢厥脉
伏者，用炮川乌、炮川附合理中汤。

霍乱吐利，多发于夏秋之交，在寒月亦间有之。昔人云多
由伏暑所致，然未必皆尔，大抵湿土为风木所克，则为是证。
故呕吐泻泄者，湿土之变也；转筋者，风木之变也，合诸论而
求之，始为活法。然多有郁结伤脾，饮食停滞，一时停塞，气
不升降而然。夏月霍乱吐泻作渴，胃苓汤加半夏、藿香；面赤，
口干，加炒川连。在①夏秋三时，饮食后触冒暴寒成此症者，
藿香正气散。若吐利转筋，为风木行脾，平胃散加木瓜。

夏秋感冒，吐泻霍乱，六和汤为要药。身热烦渴，气粗喘
闷，或吐泻厥逆躁扰者，此伤暑霍乱，宜香薷饮沉冷服。甚则
手足厥逆，少气，唇面爪甲皆青，六脉俱伏，而吐出酸秽，泻
下臭恶，便溺黄赤者，此火伏于厥阴也，为热极似阴之候，急

---

① 在：《张氏医通》卷四《诸呕吐门》作"春"，义胜。

作地浆①煎竹叶石膏汤，误作寒治必死。

夏秋霍乱，多食冷水瓜果所致，宜木香、藿香、陈皮、厚朴、苏叶、生姜。四肢重着，骨节烦疼，此兼湿也，二术、二苓、厚朴、陈皮、泽泻。七情郁结，宜乌药、香附、木香、厚朴、枳壳、陈皮、紫苏。

夏秋之交，伤暑霍乱，大忌术、附、姜、桂种种燥热之药，误服必死。凡夏秋霍乱，有一毫口渴，即是伏热，不可用汤服②脾胃药。如燥渴小便不利，五苓散为主，本方中肉桂亦宜酌用。惟泻利不渴，二便清利，不甚臭秽者，方可用理中温之。

吐泻不止，元气耗散，病势危笃。或水粒不入，或口渴喜冷，或恶寒战栗，手足逆冷，或发热烦躁，揭去衣被，此内虚阴盛，不可以其喜冷去被为热，宜理中汤，甚则四逆汤加食盐少许。若暴泻如水，周身汗出尽冷，脉弱不能言语，急投浆水散，并须冷服。若冒暑伏热，腹痛作泻，或利或呕者，木瓜、吴茱萸食盐同炒，煎汤温服。

干霍乱

心腹胀痛，欲吐不吐，欲泻不泻，烦躁闷乱，俗名绞肠痧，此土郁不能发泄，火热内炽，阴阳不交之故。或问方论皆言宿食与寒气相搏，何以独指为火耶？曰：昏乱躁闷，非诸躁狂越之属火者乎？每致急死，非暴病暴死之属火者乎？但攻之太过则脾愈虚，温之太过则火愈炽，寒之太过则反捍格③，须反佐以治，然后火可散耳。古法有盐煎童便，非但用之降火，且兼

---

① 地浆：新掘黄土加水搅混或煎煮后澄取的上清液。属清热解毒药。
② 汤服：《张氏医通》卷四《诸呕吐门》作"温理"，义胜。
③ 捍格：互相抵触。

取其行血，不可废也。一法，以盐汤探吐，并用盐填脐中，以艾灸二七壮，屡效。

凡霍乱新定，周时内慎勿便与谷气，多致杀人。以胃气反逆，不能平复也。如吐泻已多，元气耗极，审无邪者，方与米饮补养。

痉 一作痓

痉症统论

陈无择①曰：夫人之筋，各随经络结束②于身，血气内虚，外为风寒湿热之所中则痉。盖风散气，故有汗而不恶寒，曰柔痉；寒泣血，故无汗而恶寒，曰刚痉。原其所因，多有亡血，筋无所营，故邪得以袭之。所以伤寒汗下过多，与夫病疮人，及产后致斯疾者，概可见矣。诊其脉，皆沉伏弦急紧，但阳缓阴急，则久久拘挛；阴缓阳急，则反张强直。二症各异，不可不别③。

薛新甫④曰：痉以有汗无汗辨刚柔，又以厥逆不厥逆辨阴阳。仲景虽曰痉皆身热足寒，然阳症不厥逆，其厥逆者，皆阴也。刚痉无汗恶寒，项背强，脚挛急，手足搐搦，口噤咬牙，仰面开眼，甚则角弓反张，卧不着席，脉来弦长劲急，葛根汤。柔痉自汗恶风，四肢不收，闭眼合面，或时搐搦，脉来迟濡弦细，桂枝汤加瓜蒌。血虚之人发痉，或反张，或只手足搐搦，

---

① 陈无择：陈言，字无择，号鹤溪，南宋名医。著有《三因极一病证方论》。

② 结束：约束。

③ 夫人之筋……不可不别：语出《三因极一病证方论》卷之七《叙论》。

④ 薛新甫：薛己，字新甫，号立斋，明代医家。著有《内科摘要》《疬疡机要》《外科发挥》《外科枢要》《外科经验方》等。

或但左手足动摇，十全大补汤加钩藤、蝎尾。风热痰壅，发痉不省，或只手足搐搦，或只右手足动摇，宜祛风导痰汤。痉病胸满，口噤咬牙，脚挛急，卧不着席，大便硬者，可与大承气汤。若一边牵搐，一眼喎斜者，属少阳，及汗后不解，乍静乍乱，直视口噤，往来寒热，小柴胡加桂枝、白芍。足三阴痉，俱手足厥冷，筋脉拘急，汗出不止，项强脉沉。厥阴则头摇口噤，芪附汤加当归、肉桂；太阴则四肢不收，术附汤加甘草、生姜；少阴则闭目合面，参附汤加甘草、干姜。古法用附子散通治三阴诸痉，多汗去川芎、独活，加黄芪、当归。贼风口噤，角弓反张成痉，仓公当归汤。

张介宾[1]曰：痉病者，多由伤寒发汗过多，误治而成坏症。其或产后有此者，必以去血过多，而冲任竭也；疮家之有此者，必以血随脓出，营气涸也；小儿之有此者，或以风热伤阴，遂为急惊，或以汗泻亡阴，遂为慢惊。凡此之类，总属津枯血燥而成，不可误认外感而攻风劫痰也[2]。

瘈 疭

瘈者，筋脉拘急也；疭者，筋脉弛纵也，俗谓之搐。小儿吐泻之后，脾胃亏损，津液耗散，故筋急而搐，为慢惊也。俗不知风乃虚象，因名误实，反投牛黄、抱龙等祛风药，致夭枉者，不知其几。大抵发汗后、失血后、产后、痈疽溃后，气血津液过伤，不能养筋而然，与筋惕肉瞤颤振相类，分气血缓急，兼补养为治，庶有生理。若妄加灼艾，或饮以发表之剂，死不

---

① 张介宾：字会卿，号景岳，别号通一子，明代医家。著有《类经》《类经图翼》《景岳全书》等。

② 痉病者……攻风劫痰也：语本《景岳全书》卷之十二《从集·杂证谟·痉证》。

旋踵矣。

瘛疭之症，多属心脾肝三经，若自汗少气，脉急，按之则减小者，此心气之虚也，宜神砂妙香散。若气盛神昏，筋挛，脉满大，此心火之旺也，宜导赤散加芩、连、山栀、茯神、犀角。若体倦神昏不语，脉迟缓，四肢欠温者，脾虚生风也，归脾汤加钩藤、羌活。若寒热往来，目上视摇头，脉弦急者，肝热生风也，加味逍遥散加桂枝。

热伤元气，暑风搐搦，风虚昏愦，痈疽脓水过多，金疮出血过多，及呕血、衄血、下血后，或虚弱人误汗误下，气虚而津液受亏，皆致手足牵引瘛疭，宜各随症治之。

张石顽曰：瘛疭之脉，虚微缓弱者可治，弦紧急疾者难愈。在暴病得之，为风痰及肝火袭于经脉之象；即久病见之，亦属痰火乘虚肆虐之兆。凡新病得之，脉满大数实者，搜涤风痰，最为要着；久病得之，补中寓搜，在所必需。设久病而脉实满，新病而脉虚微，法无可疗之机也①。

颤　振

颤振与瘛疭相类，瘛疭则手足牵引，而或伸或屈；颤振则但振动而不屈也。亦有头动而手不动者，盖木盛则生风、生火，上冲于头，故头为颤振，若散于四末，则手足动而头不动也。

治法有肝实热、肝虚热、肝虚弱之别，又有挟痰者，宜兼导痰。脾胃虚弱而木摇者，宜补土抑木。心血虚少而振者，宜平补正心。心气虚热而振、心虚挟痰而振、心虚挟血而振，各宜随方加减。痰湿结滞于中，宜于峻攻；肾虚行步振掉，宜于峻补。要在审其久暴虚实而决之也。

① 瘛疭之脉……法无可疗之机也：语出《张氏医通》卷六《诸风门》。

颤振，手足动摇，不能自止，乃肝之病，风之象，而脾受之也。肝应木，木主风，风为阳，阳主动；脾应土，土主四肢，四肢受气于脾者也。土气不足，而木气鼓之，故振振动摇，所谓风淫末疾①者是也。

尤②按：手足为诸阳之本，阳气不足，则四肢不能自主，而肝风得以侮之。肝应木，热生风，阴血衰则热而风生焉。故犯此症者，高年气血两虚之人，往往有之，治之极难奏功③。

癃闭利淋

闭癃利淋统论

太无④论小便不利三端：一者大便泻而小便涩，为津液偏渗，治宜分利而已。二者热搏下焦，湿热不行，必通泄而愈。三者脾胃气涩，不能通调水道，下输膀胱，可顺气令施化而出。然津液偏渗，有脾肺之分，湿热不行，宜有肾与膀胱之别，更当参合脉症而分辨之。东垣以小便不通，皆邪热为病，分在气在血而治之。如渴而不利者，热在上焦气分，为肺热不能生水，是绝小便之源也。宜淡味渗泄之药，以清肺泄火，滋水之化源。如不渴者，热在下焦血分，为阴受热邪，闭塞其流。宜气味俱阴之药，以除其热，泄其闭塞也。此以上下二焦，分气血言。然在下焦，亦有气壅、血污之分；即在上焦，亦有气虚、气窒之异，不可不察也。

---

① 风淫末疾：语见《左传·昭公元年》。

② 尤：尤怡，字在泾，号拙吾，清代医家。著有《伤寒贯珠集》《金匮要略心典》《医学读书记》《金匮翼》《静香楼医案》等。

③ 手足为诸阳之本……治之极难奏功：语见《金匮翼》卷六《颤振》。

④ 太无：罗知悌，字子敬（一作敬夫），号太无，宋末元初医学家。

《元珠》①论遗溺闭癃，惟肝与督脉、三焦、膀胱主之。经云肝足厥阴之脉环阴器②，所生病遗溺癃闭。督脉者女子入系廷孔，其孔，溺孔之端也。其男子循茎下至篡③，与女子等，其生病癃痔遗溺。三焦者足太阳少阴之所将，太阳之别也，上踝五寸，别出贯踹肠，出于委阳，并太阳之正，入络膀胱，约下焦，实则闭癃，虚则遗溺。然刺灸之法，但取厥阴、督脉、三焦俞穴，而不及膀胱者，以膀胱但藏溺耳。其出溺，皆从三焦及肝督脉也。按：《经》云肾开窍于二阴④，又云肾合膀胱⑤。余常见老医以白通、六味、肾气等药，辨阴阳虚实而治之，其效捷于桴鼓，而此论独不在肾，故当总统诸家而参考之，则无遗义矣。

丹溪云：小便不通，有正治，有隔二隔三之治。如不因他故，但膀胱有热者，则宜黄柏、知母之属泻膀胱，此正治也。如因肺燥不能生水者，则宜车前、茯苓之属清肺气，此隔二之治也。如因脾湿不运而精不升，以致肺不能生水者，则当苍术、白术之属，燥脾利湿，此隔三之治也⑥。但所谓清肺之法，自宜《外台》百合饮子之类，清润兼行，庶几近理。若车前、茯苓渗利之品，以求其水，益滋其燥矣。

---

① 元珠：《赤水玄珠》。明代孙一奎撰。元，当为"玄"，避清帝讳，改称"元"。

② 肝足厥阴之脉环阴器：《黄帝内经太素》卷第二十五《伤寒热病决》作"肝足厥阴脉环阴器"。

③ 篡：会阴。

④ 肾开窍于二阴：《素问·金匮真言论》中作"北方黑色，入通于肾，开窍于二阴，藏精于肾"。

⑤ 肾合膀胱：语见《灵枢·本输》。

⑥ 小便不通……此隔三之治也：语本《丹溪治法心要》卷五《小便不通》。

丹溪又谓：不论气虚、血虚、实热、痰闭，皆宜吐之以提其气，气升则水降①。譬之滴水之器，必使上窍通，而后下窍之水出焉。夫病在下，取之上，《内经》之旨也。天地之气不升则不降，吐亦法之巧耳。然必痰实气闭者，乃可用之，未可以之概治气虚、血虚等症也。

《元珠·闭癃遗溺不禁之辨》谓：闭者，小便不出，塞而不通也。癃者，罢弱而气不充，淋淋沥沥，点滴而出，或涩而疼，一日数十次，俗名淋病者是也。闭则是急病，癃则是缓病。遗溺，睡梦中溺出，醒而方知是也。不禁者，日夜无遍数，频频而溺也②。

小便不通

有下焦蓄热者。《内经》所谓膀胱不利为癃也③。巢氏④谓：膀胱与肾为表里，而俱主水⑤。热气太盛，故令结涩，小便不通，腹胀气急。甚者水气上逆，令心腹痛呕，乃至于死，其脉紧而滑直者是也⑥。

有肺热不降者。东垣曰：小便闭而不渴者，热在下焦血分。真水不足，膀胱干涸，乃无阴则阳无以化，法宜苦寒之属，以补肾与膀胱，使阴气行而阳自化，则小便自通。其渴者，热在

---

① 不论气虚……气升则水降：语本《丹溪治法心要》卷五《小便不通》。

② 闭者……频频而溺也：语出《赤水玄珠》第十五卷《遗溺门》。

③ 膀胱不利为癃也：语见《素问·宣明五气》。

④ 巢氏：巢元方，隋代医家。编撰《诸病源候论》五十卷。

⑤ 膀胱与肾……而俱主水：语出《诸病源候论》卷之十四《淋病诸候》。

⑥ 热气太盛……其脉紧而滑直者是也：语出《诸病源候论》卷之十四《小便病诸候》。

上焦气分。肺中伏火，不能生水，膀胱绝其化源，宜气味俱薄，淡渗之药以泻肺火，清肺金而滋水之化源。

有下焦阳虚不化者。夫肾开窍于二阴，肾中阳虚，则二阴之窍闭，闭则大小便俱不得出。如重阴冱寒①，地道闭塞，惟与白通汤多加葱白，阳气一至，二便立通矣。

有下焦阴虚而阳不化者。其状脚膝软弱无力，阴汗阴痿，足热不能履地，不渴而小便闭。是不可以淡渗之剂利之，利之则阴愈竭而水益不行矣。宜苦寒之属以补肾与膀胱，所云使阴气行而阳自化也。

有转胞不得小便者。由胞为热所迫，或强忍小便，俱令水气迫于胞，屈辟不得充张，外水应入不得入，内水应出不得出，小腹急痛，不得小便，不治害人。亦有虚人下焦气冷不治，胞系了戾②者，宜分而治之。

小便不禁附睡中遗尿

有命门阳衰，不能约束水液者，《经》所谓水泉不止，膀胱不藏，乃失守之死候也③。急宜温固肾气，多有生者。

有脾肺气虚，不能约束水道而病为不禁者，《金匮》所谓上虚不能制下④者也。宜补中益气之属为主，而以固涩之剂佐之。张景岳曰：小便不禁，古方多用固涩，此亦治标之意，而非塞源之道也。盖水虽主于肾，而肾上连肺，若肺气无权，则肾水终不能摄。故治水者必先治肺，不然徒障狂澜，无益也。

---

① 冱（hù互）寒：寒气凝结，谓极为寒冷。

② 了戾（lì力）：萦回盘曲貌。

③ 水泉不止……失守之死候也：《素问·脉要精微论》作"水泉不止者，是膀胱不藏也。得守者生，失守者死"。

④ 上虚不能制下：语见《金匮要略·肺痿肺痈咳嗽上气病脉证治》。

又古方书论小便不禁，有属热、属虚之辨。不知不禁之谓，乃以小水太利为言，皆属虚寒，何有热症？若因热而小便频数，则淋沥点滴，不能禁止，而又出之不快，或多痛涩，非遗失不禁之谓矣。倘以虚寒误认为热，而妄投泻火之剂，岂不殆哉。

巢氏云：人睡中尿出者，是其素禀阴气偏盛，阳气偏虚，膀胱与肾气俱冷，不能制于水。而夜卧阳气衰伏，不能制于阴，阴气独盛，则小便多，或不禁而遗尿也①。

交　肠

交肠者，大小便易位而出，由冷热不调，阴阳不顺，而气乱于下也。妇人多有此症。宜四物、益元汤主之，五苓散亦主之。

淋症统论

诸淋者，由肾虚而膀胱热也。肾气通于阴。阴，津下流之道也。膀胱与肾为表里，为津液之腑，肾虚则小便数，膀胱热则水下涩，数而且涩，则淋沥不宣，故为之淋。其状小便数起少出，少腹弦急，痛引于脐。有石淋、劳淋、血淋、气淋、膏淋之异。

淋症所感不一，或由房劳，或由忿怒，或因醇酒厚味。房劳者，阴虚火动也；忿怒者，气动生火也；醇酒厚味者，酿成湿热也。积热既久，热积下焦，所以淋沥作痛。初则热淋、血淋，久则煎熬水液，稠浊如膏、如沙、如石也。夫散热利小便，只能治热淋、血淋而已，其膏、石、沙淋，必须开郁行气、破血滋阴方可也。古方用郁金、琥珀，开郁也；青皮、木香，行

养新堂医论读本

四八

---

①　人睡中尿出者……遗尿也：语出《诸病源候论》卷之十四《小便病诸候》。

气也；蒲黄、牛膝，破血也；黄柏、生地，滋阴也。东垣治小腹痛，用青皮、黄柏。夫青皮疏肝，黄柏滋肾，盖小腹乃肝肾部位也。

沙石淋

沙石淋者，膀胱结热，水液燥聚，有如沙石，随溺而出。其大者留碍水道，痛引小腹，令人闷绝也。

劳淋

劳淋者，劳伤肾气，内生虚热，热传膀胱，气不施化，以致小便淋涩作痛。此症劳倦即发，故谓之劳淋。其候小腹痛引茎中者是也。

血淋

血淋者，热在下焦，令人淋闭不通，热盛则搏于血脉，血得热而流溢，入于胞中，与溲便俱下，故为血淋也。

气淋

气淋者，气闭不能化水，病从肺而及于膀胱也。其候小腹满，尿涩常有余沥。许仁则①云：气淋者，气壅小便不通，遂成气淋。此病自须依前疗水气法，然亦有气热不能化水者，当以清肺金为主也。

膏淋

膏淋者，小便肥浊，色若脂膏，故名膏淋。亦名肉淋。

---

① 许仁则：唐代医家，生平籍贯不详。尝著有《子母秘录》十卷，未见传世。《外台秘要》《证类本草》引有其佚文。

卷 三

湿

湿气不一，有天之湿，雾露雨是也。天本乎气，故先中表之营卫。有地之湿，水泥是也。地本乎形，先伤皮肉筋骨血脉。有饮食之湿，酒水乳酪之类是也，伤于脾胃。有汗液之湿，汗液亦湿也，止感于外。有人气之湿，太阴湿土之所化也，乃动于中。天之湿，汗之；地之湿，渗之；饮食之湿，在上吐之，在中夺之，在下者引而竭之。汗液之湿，亦以汗取之。人气之湿，属太阴所化，在气交之分。土兼四气，寒热温凉，升降浮沉，备在其中，当分上、下、中、外而治，以兼化四气。淫泆上下中外，无处不到也。大率在上则病头重胸满呕吐，在外则身重肿胀，在下则足胫跗肿，在中则腹胀中满痞塞。其所用药，亦兼寒热温凉以为佐使而治之。

湿之为病，有自外入者，有自内生者，必审其方土之病本。东南地下，多阴雨地湿，凡受必从外入，多自下起，是以重腿、脚气者多，治当汗散，久者宜疏通渗泄。西北地高，人食生冷湿面，或饮酒后寒气怫郁，湿不能越，或腹皮胀疼，甚则中满水蛊，或周身浮肿如泥，按之不起，此皆自内而生者也。审其元气多少，而通利其二便，责其根在内者也。然方土内外，亦互相有之，但多少不同，须对症施治，不可执一也。

中湿与风寒气合者为痹，其寒多者，为痛，为浮肿，非术、附、桂不能去也；其风多者，为烦剧、为流走，非麻黄、薏仁、乌头不能散也；其湿多者，为坚满、为气闭，非甘遂、葶苈、枳、术不能泄也。

暑

洁古①谓动而得之为中热，静而得之为中暑。暑阴而热阳，未免称名不正。盖夏日炎炎，人触之则生暑病，即为中热，无非动以得之。他若畏热求凉，凉袭于外，则为发热恶寒、头痛项强等症，宜九味羌活汤以散之。凉中②于中，则为吐泻腹痛，宜理中丸以温之。若兼烦躁，则间用凉水调下大顺散。病虽作于暑月，不得以暑病名之也。

大抵暑症辨法，以口渴、烦心、溺赤、身热、脉洪而虚为的③。轻者为伤，以六一散荡涤热气，从小便而泄。若暑热闭郁而无汗，必用香薷饮发越阳气，彻上彻下，解表兼理小便则愈。重者为中，大渴大汗，宜白虎加人参汤主之。或汗出身热而两足冷者，是暑而挟湿，宜白虎加苍术汤主之。若中暑昏闷不醒，并伏暑停食吐泻，用半夏、茯苓、甘草为末，生姜汁为丸，如绿豆大，每服五六十丸，开水送下。若昏愦不醒者，研碎灌之立苏，此孙真人之神方也。至于生脉散、清暑益气汤，为暑伤元气而立，或预服以却暑，或病愈后以收功，非暑病正方也。

又，天之暑热一动，地之湿浊自腾，人在蒸淫气交④之中，若正气设或有隙，则邪从口鼻吸入，气分先阻，上焦清肃不行，输化之机失于常度，水谷之精微亦蕴结而为湿也。人身一小天

---

① 洁古：张元素，字洁古，金代医家。著有《珍珠囊》《医学启源》等。
② 中（zhòng重）：伤害。
③ 的（dí敌）：确实。
④ 气交：《临证指南医案》卷五《暑》作"热迫"。

地，内外相应，故暑病必挟湿者，即此义耳。前人有因动因静之分，或伤或中之候，以及入心入肝，为疟为痢，中痧霍乱，暴厥卒死，种种传变之原，各有精义可参，兹不重悉。想大江以南，地卑气薄，湿胜热蒸，当此时候，更须防患于先。昔《李笠翁①记》中所谓使②天只有三时而无夏，则人之病也必稀，此语最确。盖暑湿之伤，骤者在当时为患，缓者于秋后为伏气之疾。其候也，脉色必滞，口舌必腻，或有微寒，或单发热，热时脘痞气窒，渴闷烦冤，每至午后则甚，入暮更剧，热至天明，得汗则诸恙稍缓，日日如是。必要两三候③外，日减一日，方得全解。倘如元气不支，或调理非法，不治者甚多。然是病比之伤寒，其势觉缓，比之疟疾，寒热又不分明。其变幻与伤寒无二，其愈期反觉缠绵。若表之汗不易彻，攻之便易溏泻，过清则肢冷呕恶，过燥则唇齿燥裂。每遇秋来，最多是症，求之古训，不载者多，独《己任编》④名之曰秋时晚发，感症似疟，总当以感症之法治之。要之伏气为病，四时皆有，但不比风寒之邪，一汗而解，温热之气，投凉即安。夫暑与湿，为熏蒸黏腻之邪也，最难骤愈。若治不中窾⑤，暑热从阳上熏而伤阴化燥，湿邪从阴下沉而伤阳变浊，以致神昏耳聋，舌干龈血，脘痞呕恶，洞泄肢冷。棘手之候丛生，竟至溃败莫救矣。参先生用意，宗刘河间三焦论立法，认明暑、湿二气，何者为重，再究其病，实在营气何分。大凡六气伤人，因人而化，阴虚者

① 李笠翁：李渔，字谪凡，号笠翁。清代著名戏曲创作家和理论家。代表作有《闲情偶寄》《笠翁十种曲》等。

② 使：假若。

③ 候（hòu 后）：古代计时单位，五天为一候。

④ 己任编：《医宗己任编》。清代高鼓峰著。

⑤ 中窾（kuǎn 款）：切中要害。

火旺，邪归营分为多；阳虚者湿胜，邪伤气分为多。一则耐清，一则耐温，脏性之阴阳，从此可知也。于是在上者以辛凉微苦，如竹叶、连翘、杏仁、薄荷之类；在中者以苦辛宣通，如半夏泻心之类；在下者以温行寒性，质重开下，如桂苓甘露饮之类。此皆治三焦之大意也，或有所夹，又须通变。至于治气分有寒温之别，寒者，宗诸白虎法及天水散意；温者，从乎二陈汤及正气散法。理营分知清补之宜，清者，如犀角地黄加入心之品；补者，有三才、复脉等方。又如湿热沉混之苍术石膏汤，气血两燔之玉女法，开闭逐秽与牛黄及至宝、紫雪等剂，扶虚进参附及两仪诸法。随其变幻，审其阴阳，运用之妙，存乎心也。

疟

疟疾统论

少阳胆为风木之府，疟家寒热之邪，必归少阳，是以疟脉多弦。少阳居半表半里之间，其气从阳则热，从阴则寒也。疟者金火交沴①，故其病寒热并作也。

气分受邪，发于六阳时；血分受邪，发于六阴时。浅者每日一发，深者间日一发也，极深者三日发也。浅者属阳，阳性易动，故日行之气，触着便发；深者属阴，阴性常静，故日行之气，屡触而始发也。

疟发时，虽大热大渴，必以淡生姜汤适寒温饮之。若恣饮冷水瓜果，脾胃转伤，邪气不达，绵延难愈。

凡疟疾多热，久而不解者，其人必本阴虚，法当益阴除热，非当归、鳖甲、制首乌、牛膝之属，不能除也。多寒而久不解

① 沴（lì力）：相克。

者，其人必本阳虚，法当甘温散邪，非干姜、附子、桂枝、人参之属，不能已也。

疟邪在阳者，其证多汗，感而即发，邪不能留。其留藏不去者，惟阴邪耳，阴邪不能作汗，虽以汗药发之亦不得。惟甘润和阴，如当归、牛膝之属，多服久服，自能出汗而解也。

伤寒往来寒热，劳瘵寒热如疟，伤寒①劳役，脚气疝气，肿毒初起，俱有寒热。阴虚证，每日午后发热恶寒，至晚亦得微汗而解，脉弦而数，但不大弦为辨耳。俱不可误认为疟也。凡病寒热，有期者疟也，无期者诸病也。

凡疟病自阴而渐阳，自迟而渐早者，由重而轻也。自早而渐迟，自阳而渐阴者，由轻而重也。凡感邪极深，发愈晏②而作愈迟者，必使渐早渐近，方是佳兆。故治此疾者，春夏为易，秋冬为难。

疟邪必从汗出，邪在阴者，必汗出至足乃佳。然非麻、葛辈可发，但开郁通经，其邪热即散而为汗矣。其虚者，非参、芪、归、地，则终不能得汗也。

古称风、寒、暑、湿皆能成疟，然必客于营卫之舍，然后成疟，不尔不成疟也。夫营之有舍，犹人之有传舍也。营卫之气，日行一周，历五脏六腑、十二经络之界分，必其舍有邪，与日行之卫气相遇则病作，离则病休，故发作有时，与伤寒大异也。

俗有伤寒变疟、疟变伤寒之说，愚谓伤寒变疟者，本是疟邪，因其气特甚，故一发而不即止。迨③汗出气衰，乃复返于

① 寒：《金匮翼》卷三《疟疾统论》作"食"，义胜。

② 晏（yàn厌）：晚。

③ 迨（dài待）：等到。

舍而后日作，非伤寒能变疟也。疟变伤寒者，本是伤寒，因邪气先中少阳，故寒热如疟，其邪递引递出，遍满三阳之界，因而发热不止。设不解，则又转而之三阴，非疟邪能变伤寒也。是以始先似疟之证，热虽退，身表尚有余热，不似疟之热退即凉也。始先似伤寒者，汗常浃①体而热不退，过一二日，忽振寒而发热，或热退一日而复作寒热，非如伤寒之汗出即热退而邪解也。学者智识既具，自当独断，岂可习焉不察，自同众人也。

久疟不退，邪气陷入阴分，亏损营血，有热无寒，口燥唇干，有似伤寒，人皆谓之变伤寒，不知其为传劳瘵也。脉将散大，或细数，而死期至矣。

风　疟

风疟者，脉浮、多汗、恶风，多于春时得之。《经》云以春病者恶风②是也。亦有发于秋者，《经》云夏暑汗不出者，秋成风疟③是也。杨仁斋云：风疟是感风而得，恶风自汗，烦躁头疼。风，阳气也，故先热后寒，可与解散风邪。

温　疟

温疟者，先热而后寒，与风疟大略则同。其但热而不寒者，《经》所谓得之冬中于风，寒气藏于骨髓之中，至春夏阳气大发，邪气与汗皆出。此病藏于肾，其气先从内出之于外也④。《外台》云：病疟六七日，但见热者，温疟也。与夏伤暑而秋病

---

① 浃（jiā 加）：湿透。
② 以春病者恶风：语见《素问·疟论》。
③ 夏暑……风疟：语见《素问·金匮真言论》。
④ 得之冬中于风……其气先从内出之于外也：语出《素问·疟论》。

疟者不同。又有先伤风而后伤寒者，亦先热而后寒，名曰温疟，与此亦不同①。

湿疟

湿疟者，寒热身重，肢节烦疼，胀满善呕，自汗。陈无择云因汗出复浴，湿舍皮肤，及冒雨湿②所致。当从太阳③论治，除湿汤主之。寒多者，必兼温行阳气也。

瘅疟

瘅，单也。言独热而无寒也。《经》云：阴气孤绝，阳气独发，则热而少气，烦冤，手足热而欲呕，名曰瘅疟④。此以阳脏而病阳证，与诸疟证亦不同。其治之之法有三：一者热气内畜，而表有客寒，则当散以辛凉；一者客邪已解，而蕴热独盛，则当清以苦寒或甘寒；一者邪火虽盛，而气血已衰，真阴已耗者，急宜壮水固原也。

牡疟

疟多寒者，名曰牡疟⑤，《金匮》云然也。然牡当作牝，传写之误耳。卫州书云疟多寒者，痰多也，痰为水类，能遏绝其阳气于里，使不得外达，故寒多不热，虽热亦不甚也。用蜀漆散者，吐去其痰，阳气一伸，其疾自愈。夫牡属阳，牝属阴，

---

① 病疟六七日……与此亦不同：语出《外台秘要》卷第五《温疟方五首》。

② 因汗出复浴……及冒雨湿：语见《三因极一病证方论》卷之六《疟病外所因证治》。

③ 太阳：《金匮翼》卷三《疟疾统论》中作"太阴"。

④ 阴气孤绝……瘅疟：《素问·疟论》作"阴气先绝，阳气独发，则少气烦冤，手足热而欲呕，名曰瘅疟"。

⑤ 疟多寒者……牡疟：语见《金匮要略·疟病脉证并治》。

寒多为阴，故宜曰牝。

痰 疟

痰疟由夏月乘凉饮冷，及卧湿地，饥饱失时，脾胃不和，痰积中脘所致。其脉弦滑，其证胸痞呕吐，或时眩晕者是也。微则消之，甚而实者，蜀漆、常山之类，攻而去之。虚者四兽饮之属，补而去①之。

食 疟

食疟一名胃疟。饮食无节，伤胃而成。其证腹痛，中满不能食，食则呕逆，嗳腐吞酸，其脉气口独盛。戴复庵法：平胃散加草果、砂仁，吞红丸子。

虚 疟

虚疟者，或体虚而病疟，或因疟而致虚，六脉微弱，神气倦怠，是以补养正气为主。《经》云：疟脉缓大虚，便宜②用药，不宜用针，盖病疟而脉虚，气先馁矣，故不宜用针而宜用药。所谓阴阳形气俱不足者，勿刺以针，而调以甘药也。

痎 疟

痎疟者，老疟也。三日一发，其气深固，卒不得出。有累年不愈者，亦曰三阴疟。大抵疟病在三阳者，宜汗宜和；在三阴者，宜温宜利，甚者非吐下不能拔其病根也。其胁下有块者，名曰疟母，以鳖甲丸主之。

仁斋云：疟之经久而不歇，其故何耶？有根在也。曰饮、

---

① 去：通"驱"，驱逐。《左传·僖公十五年》："千乘三去。"《金匮翼》卷三《疟疾》中作"逐"。

② 宜：原无，据《素问·刺疟》补。

曰水、曰败血是耳①。疟家多蓄痰涎黄水，或停潴心下，则常山能吐之；或结癖胁间，则常山能破其癖而下之。其有纯热无寒，或蕴热内实之证，投以常山，大便点滴而下，似泄不泄，须用北大黄为佐，大泄数下，然后获愈也。又妇人产后，败血流经，亦能令人寒热如疟，至暮则发，发则身痛如被杖，宜通经活血之剂，鹿角屑和血止痛如神。

此篇论疟，旁涉杂症，寒热辨晰，皎如列眉②，在泾先生诚吾道之巨擘也。

痢

下利秽浊胶黏，似脓似血，小腹隐痛，欲便不便，里急后重是也。旧说偏寒偏热、主补主攻，皆不可拘执。唯所列死症数条，缘时医治不得法，流连致死，或过信前医之说，弃而不治，坐视其死。余目击心伤，日夜焦心，从《内经》、仲景言外之旨，及散见于各条之下，一一体认，而参以所治之症，大有所悟，药到病瘳③，厥效彰彰可纪。请先言救逆之道，而次及恒法。

救逆之道④

医书：脉沉小者易治，脉浮大者难疗。又云：发热不休者死。此遵《内经》肠澼一论，执一不通之过也。余别有所悟，

① 疟之经久而不歇……败血是耳：语出《仁斋直指方论》卷之二《证治提纲》。
② 皎如列眉：晰理明白精透，如两眉对列，真切无疑。皎，同"皎"。
③ 瘳（chōu抽）：病愈。
④ 救逆之道：原无，据文义补。本节内容语出《时方妙用》卷三《痢疾》。

脉浮为表邪，浮而兼大，是表邪侵于阳明之界而下痢，仲景有葛根汤等治法。发热不休，非感冒风寒，即是经络不和，宜用桂枝汤、当归四逆汤，祛风寒以调经络。人参败毒散加老米，名仓廪汤，亦是此意，但药力轻薄，不能速效耳。大抵初病治法，发热恶寒者，香苏饮加防风、川芎，以取微汗则愈。重必用桂枝汤、当归四逆汤之类。若寒热往来，多呕者，必用小柴胡汤。若热多而口渴者，小柴胡汤去半夏加栝楼根主之。若发热不恶寒，里急后重者，以葛根黄芩黄连甘草汤，照古法先煎葛根，后煎诸药，日服二三剂，必愈。若用痢门方，如芍药汤之类，其邪无不陷入变危者，余深恨倪氏痢疾三方①，为杀人之具。

医书云：腹痛不休者死。按其治法，不过用木香、槟榔、砂仁及消食行滞之品，安能以救死症？若果消渴，口中热，胸腹胀满坚实而拒按，为实症，三承气汤可以择用，或以三一承气汤代之。若果不渴，口中和，脉迟小而无力，或手足冷，腹痛而喜按，为虚寒症，非四逆汤不可。若腹痛而下利重滞者，再加生白芍三钱。如腹痛不止，虚烦而喜按，脉弦者，为肝邪克土，宜小建中汤，服二时许，即以小柴胡汤去黄芩加白芍药继之，神效。

医书云：下痢纯血者死，下利如屋漏水者死。按其治法，不过用阿胶、地榆、槐花、苍术之类，安能以救死症？如果下奔鲜血，口渴便短，里急后重，脉盛者，为火症，宜白头翁汤，一日两服。虚人及产后，加阿胶、甘草。亦有下鲜血而非火症者，若血带黯而成块者，属热者少，属寒者多，俱宜从脉症细

---

① 倪氏痢疾三方：清代倪涵初手定《倪涵初疟痢三方》，疟痢专著。

辨之。若口中和，脉细，小便长，手足冷者，属虚寒无疑，宜以理中汤加灶心土八钱主之。下血多者，宜间服黄土汤，一日二服，三日渐愈。盖以脾胃如分金之炉，理中汤分其清浊，是治其本源也。屋漏水即血水之黯滞不稠者，为虚寒症误用寒凉攻破所致，若见咽痛，语言无序，半日必死，亦用理中汤救之。

医书云：能食者轻，不能食者重，绝食者死，发呕者死。盖不能食，有食滞，即宜以平胃散加消导之药。若脾胃虚弱，即宜用香砂六君子汤及理中汤，健脾以运胃。又有辨于其微者：不饥而不思食者，是肝病，宜乌梅丸①。至于绝食频呕，即是噤口痢，丹溪用人参、石莲肉、黄连煎汤，入生姜汁，徐徐呷之。只认作湿热上冲之症，故不效，宜参上诸法治之。若食入即吐，不利与香、砂、橘、半者，宜用干姜黄连黄芩汤，苦辛以开拒格。若胸满而吐，及干呕吐涎沫者，宜吴茱萸汤，温镇以和土木，其效如神。

凡心下痞满，从仲景三泻心汤及厚朴生姜甘草半夏人参汤等，择用如神。

医书云：妇人新产即发痢者死，余考《金匮》白头翁汤加甘草、阿胶之例，可知产后宜照病用药，毫无顾忌。又云：小儿出痘后即发痢者死，余以为不尽然。大抵产后失于过温致死，痘后失于过寒致死，俱因病而药之，不必泥于一说。

恒　法②

痢疾无外症、恶症，但见里急后重，便脓血者，三日内俱

---

① 不饥……宜乌梅丸：《时方妙用》卷三《痢疾》中作"不饥而不思食者，是脾病，宜以上二方；饮而能食者，是肝病，宜乌梅丸"。

② 恒法：本节内容语出《时方妙用》卷三《恒法》。

宜芍药汤。

痢疾腹中撮痛①，或下血片，及噤口恶痢，诸药不效者，宜斗门秘传方。

痢疾不论新久，以陈米汤送下香连丸，一日三服，极验。至于久痢，以四君子汤、六君子汤、补中益气汤、十全大补汤送下。法本薛氏，多效。

久痢诸药不效，审其为虚脱不禁无余邪者，宜用真人养脏汤。

久痢流连不愈，愈而又作，名为休息痢。是兜涩②太早，余邪未尽，宜羊脂血余丸，米饮送下三十丸，日三服。此孙真人法也。又有服补中益气汤不应，反下鲜紫血块者，此久风成飧泄。风气通于肝，肝伤不能藏血也，宜玉屏风散去白术，倍防风，加羌活、葛根、升麻主之。

洞泄寒中，注下水谷，赤痢白痢，食已即出，食物不消者，宜圣济附子丸。

此篇治痢，先列救逆，次及常法。头头是道，修园先生正千古双眼也。

癫狂痫

李时珍曰：经有言癫狂疾者，又言癫疾为狂者，是癫狂为兼病也。邪入于阳者狂，邪入于阴者癫。盖癫疾始发，志意不乐，甚则精神呆痴，言语不伦，而睡如平时，以邪并于阴也。狂疾始发多怒不卧，甚则凶狂欲杀，目直骂詈，不识亲疏，而夜多不卧，以邪并于阳也。然俱不似痫疾，发则吐涎神昏，卒

---

① 撮（cuō 搓）痛：拘紧挛痛。
② 兜涩：堵涩。

倒无知，口噤牙紧，抽搐，时之多少不等。而省①后起居饮食皆若平人为别也。痫虽分而为五，曰鸡、马、牛、羊、猪名者，以病状偶类故也。其实痰、火、气、惊四者而已，所以为治同乎癫狂也。

癫狂痫疾初起多痰者，先以三圣散吐之。风盛有痰者，用青州白丸子。热盛有痰者，用礞石滚痰丸。痰而形气实者用遂心散，甘遂、朱砂、猪心也。痰而兼气郁者，用矾郁丸，白矾、郁金也。痰而兼惊者，用控涎丹。无痰神轻，因而惊悸者，用镇心丸、抱胆丸。皆成方也。痫病发时灸百会，不拘壮数，以苏为止。再发再灸，以愈为度。初发用皂角汁灌鼻内，其风涎即从鼻口中涕唾而出，若苏后其涎不止，以盐汤服之自止。

痰　饮

痰饮统论

人之有形，藉水饮以滋养。水之所化，凭气脉以宣流。盖三焦者，水谷之道路，气脉之所终始也。若三焦调适，气脉平均，则能宣通水液，行入于经，化而为血，灌溉周身。设三焦气涩，脉道不通，则水饮停滞，不得宣行，因之聚成痰饮，为病多端。古方论痰有四，痰饮、悬饮、溢饮、支饮是也，详见《金匮要略》。然又有留饮、癖饮、流饮、伏饮之异。其聚而不散者曰留饮，僻处胁下者曰癖饮，流移不定者曰流饮，沉伏于内者曰伏饮。又饮酒而成癖者曰酒癖，因寒多所致者曰冷痰，因热邪所伤者曰热痰。病虽多端，悉由三焦不调，气道否②涩

---

① 省（xǐng 醒）：醒悟。
② 否（pǐ 痞）：闭塞。

而生病焉。是以气行则水行，气滞即水滞。故知饮之为病，在人最多，善治者，以宣通其气脉为先，则饮无所凝滞。所以治痰饮者，当以温药和之①，盖人之气血，得温则宣流也。及结而成坚癖，则兼以消痰破饮之剂攻之。

痰之源不一，有因热而生者，有因气而生者，有因风而生者，有因惊而生者，有因积饮而生者，有多食而生者，有因暑而生者，有伤冷物而成者，有因脾虚而成者。其为病也，惊痰则成心痛，癫疾；热痰则成烦躁懊憹，头风烂眼；风痰则成瘫痪，大风眩晕，暗风闷乱；饮痰成胁痛，四肢不举，每日呕吐；食痰成疟痢，口臭痞气；暑痰头昏眩晕，黄疸，头疼；冷痰骨痹，四肢不举，气刺痛；酒痰饮酒不消，但得酒次日又吐；脾虚生痰，食不美，反胃呕吐；气痰攻注，走刺不定。丹溪

痰生于脾胃，宜实脾燥湿。又随气而升，宜顺气为先，分导次之。又气升属火，顺气在于降火。热痰则清之，湿痰则燥之，风痰则散之，郁痰则开之，顽痰则软之，食痰则消之。在上者吐之，在中者下之。又中气虚者，宜固中气以运痰，若攻之太过，则胃气虚而痰愈甚矣。节斋

治痰七法

一曰攻逐。古云：治痰先补脾，脾复健运之常，而痰自化。然停积既甚，譬如沟渠瘀壅，久则倒流逆上，污浊臭秽，无所不有。若不决而去之，而欲澄治已壅之水而使之清，无是理也。故须攻逐之剂。

二曰消导。凡病痰饮未盛，或虽盛而未至坚顽者，不可攻之，但宜消导而已。消者，损而尽之；导者，引而去之也。

---

① 治痰饮者……和之：语出《金匮要略·痰饮咳嗽病脉证并治》。

三曰和。始因虚而生痰，继因痰而成实，补之则痰益固，攻之则正不支。惟寓攻于补，庶正复而痰不滋。或寓补于攻，斯痰去而正无损。是在辨其虚实多寡而施之。

四曰补。夫痰即水也，其本在肾；痰即液也，其本在脾。在肾者，气虚水泛；在脾者，土虚不化。攻之则弥盛，补之则潜消，自非圣知，罕能得其故也。

五曰温。凡痰饮停凝心膈上下，或痞，或呕，或利，久而不去，或虽去而复生者，法当温之。盖痰本于脾，温则能健，痰生于湿，温则易行也。

六曰清。或因热而生痰，或因痰而生热，交结不解，相助为虐。是以欲去其痰，必先清其热，昔人所谓痰因火盛逆上者，治火为先也。其证咽喉干燥，或塞或壅，头目昏重，或咳吐稠黏，面目赤热。

七曰润。肺虚阴涸，枯燥日至，气不化而成火，津以结而成痰，是不可以辛散，不可以燥夺。清之则气自化，润之则痰自消。

咳　嗽

咳嗽统论

《经》言五脏六腑皆令人咳①，盖有自外而入者，风寒暑湿燥火是也；有自内而发者，七情、饥饱、劳伤是也。风寒诸气，先自皮毛而入。皮毛者，肺之合，皮毛受邪，内从其所合则咳者，自外而入者也。七情饥饱，内有所伤，则邪上逆，肺为气出入之道，故五脏之邪上触于肺，亦咳，此自内而发者也。然

---

① 五脏六腑皆令人咳：语见《素问·咳论》。

诸气所感，有不为嗽者，病邪特甚，径伤脏腑，不留于皮毛。七情所伤，亦有不嗽者，病邪尚浅，止留本脏，未即上攻。所以伤寒以嗽为轻，而杂病以嗽为重也。

咳嗽一症，其因实多，辨症不明，妄投希效，亦安赖有医治哉？当按昔贤所述，如咳嗽有风寒、有火、有劳、有痰、有肺胀。风寒者，鼻塞声重，恶风寒是也，宜发散行痰。又有咳喘声哑，或咽痛遇冷则发者，此谓寒包热也，解表则热自除。肺中有痰者，遇冷亦发，宜解表豁痰。火郁者，咳多痰少，面赤焦烦是也。劳者，盗汗出，痰多唾红，作寒热是也。痰者，咳动便有痰，痰出咳止是也。肺胀者，动则喘满，气急声重是也。丹溪已上数条，合而观之，参之居养，合之气体，虽有不中，亦不远矣。

治嗽最要分别肺之虚实，痰之滑涩，邪之冷热，及他脏有无侵凌之气，六腑有无积滞之物。虚者人参、黄芪之属补之，使气充则脏自固；实者葶苈、杏仁之属泻之，使邪去则肺自宁。痰滑者，南星、半夏之属燥其湿；痰涩者，瓜蒌、杏仁之属润其燥。寒者，干姜、细辛温之；热者，黄芩、栀子清之。气侵者，五味、芍药收其气，便不受邪也；积滞者，枳实、瓜蒌逐其客，使无来犯也。

冷　嗽

冷嗽者，身受寒气，口饮寒浆得之。盖肺主气，外合皮毛，而其经内循胃口，故外内得寒，皆能伤之。《经》云形寒饮冷，外内合邪，因而客之，则为肺咳[1]是也。其症呼吸不利，呕吐

---

[1]　形寒饮冷……肺咳：《素问·咳论》作"其寒饮食入胃，从肺脉上至于肺则肺寒，肺寒则外内合邪，因而客之，则为肺咳"。

冷沫，胸中急痛，恶寒声嘶，得温则减，得寒益甚。

热　嗽

热嗽有久暴之异，暴者时热伤肺也，肺象金而恶热，得之则脉数，气促，口渴，胸膈不利，咽喉肿痛。子和云：热乘肺者，急喘而嗽，面赤潮热，手足寒，乳子每多有之①。久者风寒不解，久而化火，肺受火邪，气从火化，有升无降，其候咳唾痰浊，烦热口渴，或吐脓血，甚者身热不已，则成肺劳。

郁热嗽

郁热者，由肺先有热，而寒复客之，热为寒郁，肺不得通，则喘咳暴作。其候恶寒，时有热，口中干，咽中痛，或失音不出是也。宜辛以散寒，凉以除热，或只用辛散，使寒去则热自解。若遽②以苦寒折之，邪气被抑，遗祸不小。

饮气嗽

饮气嗽者，其症喘咳上气，胸膈注闷，难于偃③卧。许仁则云：由所饮之物，停澄在胸，水气上冲入肺，便成咳嗽，此而不治，则为水气。《医余》亦云：此症宜利水道，化痰下气，不尔则成水。

食积咳嗽

食积咳嗽者，谷肉过多，停凝不化，转为败浊，随呼吸之气而上溢入肺。肺者，清虚之府，不能容物，则有咳而出之耳。

---

① 热乘肺者……乳子每多有之：语出《儒门事亲》卷三《嗽分六气毋拘以寒述》。

② 遽（jù剧）：匆忙。

③ 偃（yǎn演）：仰。

王节斋①云：因咳而有痰者，咳为重，主治在肺。因痰而致咳者，痰为重，主治在脾。但是食积成痰，痰气上升，以致咳嗽，只治其痰，消其积，而咳自止，不必用肺药以治嗽也②。

肺燥咳

肺燥者，肺虚液少而燥气乘之也。其状咳甚而少涎沫，咽喉干，气哽不利。子和云：燥乘肺者，气壅不利，百节内痛，皮肤干燥，大便秘涩，涕唾稠黏③。洁古云：咳而无痰者，宜以辛甘润其肺也。

又有一种肝燥碍肺者，其症咳而无痰，胁痛潮热，女子则月事不来，此不当治肺，而当治肝。盖本非肺病，肝血燥，则肝气强而触肺脏也，滋之调之，血液通行，干咳自愈。

虚寒嗽

虚寒嗽者，其寒不从外入，乃上中二焦阳气不足，而寒动于中也。或初虽起于火热，因过服寒凉消克，以致脾土受伤而肺益失养，脉微气少，饮食不入者，急宜温养脾肺为主也。

肾　咳

肾虚气逆者，肾之脉从肾上贯肝膈，入肺中，循喉咙，肾中阴火上炎，入肺则咳，肾中阴水随经入肺，亦咳。《内经》云：咳嗽烦冤者，是肾气之逆也④。又，少阴所谓咳呕上气喘

①　王节斋：王纶，字汝言，号节斋，明代医家。著有《明医杂著》《本草集要》《医论问答》等。

②　因咳而有痰者……不必用肺药以治嗽也：语出《明医杂著》卷之二《咳嗽》。

③　燥乘肺者……涕唾稠黏：语出《儒门事亲》卷三《嗽分六气毋拘以寒述》。

④　咳嗽烦冤……肾气之逆也：语见《素问·示从容论》。

者，阴气在下，阳气在上，诸阳气浮，无所依从，故咳呕上气喘也①。水则济生肾气补而逐之；火则六味、都气之属引而下之。又有一种少阴肾症，水饮与里寒合而作嗽，腹痛下利者，宜真武汤加减治之。

咳嗽失音

咳而失音，有新久、虚实之异。新者多实，痰火闭郁，所谓金实不鸣也；久者多虚，肺损气脱，所谓金破亦不鸣也。实者逐邪蠲饮易治。虚者补肺养气难治。亦有肺已虚损，而风寒未尽，或痰火闭塞者，则攻补俱碍，其治尤难也。

疝

疝症统论

昔人论疝，有专主厥阴经者，有专主任脉者，有兼言五脏者。主厥阴者，谓肝之脉环阴器，抵少腹，是厥阴之分，乃受疝之处也。主任脉者，谓《内经》任脉为病，男子内结七疝②，故任之脉，为疝之源也。兼五脏者，谓《内经》心脉搏急为心疝，肺脉沉搏为肺疝③。又太阴脉滑为脾风疝，太阳脉滑为肾风疝，少阳脉滑为肝风疝④之类是也。

以愚观之，则疝病未有不本于肝者，盖任为阴脉之海，其脉同足厥阴并行腹里。而五脏之疝，其脉曰搏急、曰滑。夫搏急是肝脉，滑则为病风，风气通于肝，故肾、任脉诸脏，虽皆

---

① 少阴……咳呕上气喘也：语出《素问·脉解》。

② 任脉为病……七疝：语见《素问·骨空论》。

③ 心脉搏急……肺疝：《素问·大奇论》作"心脉搏滑急为心疝，肺脉沉搏为肺疝"。

④ 太阴脉滑……肝风疝：语本《素问·四时刺逆从论》。

有疝，莫不连合肝经。所谓有形如爪，有声如蛙，或上于腹，或下于囊者，方可谓之疝病。其不与肝相干者，则不得谓之疝矣。至论疝病之因，有主寒者，有主湿热者，有火从寒化者。要之疝病，不离寒、湿、热三者之邪，寒则急，热则纵，湿则肿，而尤必以寒气为之主。其有热者，寒邪郁热于内，非热能病疝，亦非热能变寒也。故曰热为寒郁则可，热从寒化则不可。又疝者，痛也，不特睾丸肿痛为疝，即腹中攻击作痛，控引①上下者，亦得名疝。所以昔贤有腹中之疝与睾丸之疝之说。戴人且谓妇人亦有疝。凡血涸不月，少腹有块等症皆是，要不离乎肝经为病，盖肝者藏血主筋而其气暴，且善攻冲也。

诸疝名状，巢氏、戴人言之最详。

巢氏辨列七疝：曰厥，曰癥，曰寒，曰气，曰盘，曰胕，曰狼。其厥热心痛，吐食不下者，名曰厥疝。腹中气乍满，心下尽痛，气积如臂者，曰癥疝。寒饮食，即胁下腹中尽痛，曰寒疝。腹中乍满乍减而痛，曰气疝。腹中痛在脐旁，曰盘疝。腹中脐下有积聚，曰胕疝。小腹与阴相引而痛，大便难，曰狼疝。此皆痛在心腹之疝也②。

戴人亦分七疝：曰寒，曰水，曰筋，曰血，曰气，曰狐，曰癩。寒疝，其状囊冷，结硬如石，阴茎不举，连控③睾丸而痛。得之坐卧湿地及砖石，或冬月涉水，或风冷处使内过劳。宜以温剂下之，久而无子。水疝，其状肾囊肿痛，阴汗时出，或囊肿状如水晶，或囊痒搔出黄水，或小腹按之作水声。得之

---

① 控引：贯通。指疝气腹中牵扯性疼痛。
② 曰厥曰癥……此皆痛在心腹之疝也：语本《诸病源候论》卷之二十《疝病诸候》。
③ 连控：连接。

饮水，或醉酒使内过劳，汗出而遇风寒湿之气聚于囊中，故水多令人为卒疝，宜以逐水之剂下之。筋疝，其状阴茎肿痛，或溃或脓，或里急筋缩，或茎中痛，痛极则痒，或挺纵不收，或白物如精，随溲而下。得之房事劳伤及邪术所使，宜以降心火之药下之。血疝，其状如黄爪，在小腹两旁，横骨两端约中，俗云便痈。便痈即横痃①之类，其云渗入胞囊，似指睾丸而言也。得之春夏重感大燠②，劳于使内③，气血流溢，渗入胞囊，留而不去，结成痈肿，脓少血多，宜以和血之剂下之。气疝，其状上连肾区，下及阴囊，或因号哭忿怒，则郁久而胀，号哭怒罢，则气散者是也，宜以散气之剂下之。狐疝，其状如瓦，卧则入小腹，行立则出腹入囊中，狐昼出穴而溺，夜入穴而不溺，此疝出入上下往来，正与狐相类，亦与气疝大同小异也。宜以逐气流经之药下之。癫疝，其状阴囊肿缒④，如升如斗，不痒不痛。得以地气卑湿所生，故江淮之间，漱塘之处，多感此疾，宜以去湿之药下之。此皆痛在睾丸之疝也⑤。

治疝八法

一曰温剂。温法有二：外入之寒，温必兼散；内生之寒，温必以补。子和论疝，多从劳内得之，然并不立补法。愚谓：寒从外入者，其病多实；寒从内生者，其病多虚。设不能辨而概与散法，难免虚虚之咎矣。余采当归羊肉等方，以补子和之

---

① 横痃（xuán 悬）：古病名。脐旁气块，亦称"痃气"。
② 燠（yù 遇）：热。
③ 使内：即房中术。古代道士、方士关于节欲养生保气之术。
④ 缒（zhuì 坠）：下垂。
⑤ 曰寒曰水……痛在睾丸之疝也：语本《儒门事亲》卷二《疝本肝经宜通勿塞状》。

未备，且尊仲景之旧法也。

二曰逐水之剂。醉后饮水过多，脾气不化，则流入下焦。或房劳汗出入水，肾气不治，则渗入脬囊①。此水疝之源也。子和以导水禹功，治蔡参军疝痛，泻水三十余行，肿痛立消②。盖必决去其水而疝乃愈。若杂进姜、附，水湿为燥热所壅，则三焦闭塞，水道不行，而肿痛益甚矣。

三曰除湿之剂。水湿同气也。然水汪洋而湿淹濡③，故水可逐而湿宜渗，水成形而湿化气，故水无阳而湿有热。子和水疝、癫疝所由分也，学者辨诸。

四曰降心火之剂。治疝降心火之说，子和语焉而未详。戴氏有心火下降，则肾水不患不温之语，然与子和之治不同。子和所谓降心者，治在筋疝，茎肿痛，溃脓血；戴氏所谓降心火者，治在木肾顽痹，结硬如石。大抵子和主清降，使心火下泄，如加味通心散之类；戴氏主咸降，使心火下济，如海藻溃坚丸之类。然而治法悬殊矣。

五曰和血之剂。子和所谓血疝，即今人所谓囊痈也。〔批〕此以囊痈为血疝，与前论不合，义虽可通，而部位则不同也。睾丸肿痛，溃出脓血，以病在血分，故名血疝。血行则疝亦愈，故当和血。

六曰散气之剂。气聚则塞，气散则通，是痛之休作，由气之聚散也。故曰治疝必先治气。

七曰寒热兼行之剂。疝气有寒束于外，郁热在内，攻刺急

---

① 脬（pāo 抛）囊：脬，膀胱。此处"脬囊"当指"阴囊"。
② 导水禹功……肿痛立消：《儒门事亲》卷二《疝本肝经宜通勿塞状》作"昔审言为蔡之参军也，因坐湿地，疝痛不可堪，诸药莫救。余急以导水丸、禹功散，泻三十余行，肿立消，痛立减"。
③ 淹濡：滞留。

痛者，法必寒热兼行，如仓卒散之类。丹溪云用之无有不效。盖川乌头治外束之寒，山栀仁治内郁之热也。

八曰逐气流经之剂。许学士①云：疝病多因虚而得之，不可以虚而骤补。邪之所凑，其气必虚，留而不去，其病则实，故必涤去所蓄之邪，然后补之，是以治疝诸药，多借巴豆气者，盖为此也②。

论疝以肝为主，而统之以八法，纲举目张，无漏遗矣。其辨《内经》、巢氏、张氏七疝异同，而剖悉心腹之疝、睾丸之疝，更见卓识超越前人，尤氏真当代大家也，敬服！

---

① 许学士：许叔微，南宋医家，曾为翰林学士。著有《普济本事方》。
② 疝病多因虚而得之……盖为此也：语出《普济本事方》卷第三《膀胱疝气小肠精漏》。

卷　四

喘

《三因方》云：喘病，肺实者，肺必胀，上气，咽中逆，如欲呕状，自汗。肺虚者，必咽干无液，少气不足以息也[①]。王宇泰云：喘而无汗，烦躁，脉浮大者，汗之。喘而有汗，腹满，沉实者，下之。又云：喘而自汗，腹满便闭，气口脉大于人迎，下之无疑，外此则不宜轻下也。

咳嗽气急，喉声如鼾者为虚，喉中如水鸡声者为实。戴复庵云：有痰喘，有气喘，有胃虚喘，有火炎上喘[②]。痰喘者，凡喘便有痰声；气喘者，呼吸急促而无痰声；胃气虚喘者，抬肩撷肚[③]，喘而不休；火炎上喘者，乍进乍退，得食则减，食已复甚。大概胃中有实火，膈上有稠痰，得食入咽，坠下痰涎，其喘即止。稍久食已入胃，反助其火，痰再升上，喘反大作。俗不知此，作胃虚，治以燥热之药者，以火济火也。

痰实肺闭

肺虚如器而不容物，痰热实之，则气不得宣，呼吸壅滞，喘急妨闷，胸膈痞痛彻背者，宜济生瓜蒌实丸。此与水气相似，但水即饮也，饮体稀而痰质稠，饮多寒而痰多热耳。

---

①　喘病……少气不足以息也：语出《三因极一病证方论》卷之十三《喘脉证治》。

②　有痰喘……火炎上喘：语见《丹溪心法》卷二《喘十五》。

③　撷（xié 斜）肚：形容咳喘时腹肌紧张，随之起伏。

水气乘肺

喘因水气乘肺者，《经》所谓不得卧，卧则喘者，是水气之客也①。古法心下有水气，上乘于肺，喘而不得卧者，以《直指》② 神秘汤主之。若肾中水邪干肺者，则以济生肾气丸主之。

寒邪入肺

喘因寒邪入肺者，《经》曰：邪在肺，则病皮肤痛，寒热上气、喘咳动肩背③。因背受寒邪，伏于肺中，官窍不通，呼吸不利，右寸沉而紧，亦有六部俱伏者。宜发散，则身热退而喘定，小青龙、三拗汤之属。若内兼火热，外显烦躁者，宜散而兼清，麻杏甘石之属。

令火烁金

喘因夏月火烁肺金者，上焦热甚，烦渴，多汗。肺主气而属金，金畏火逼，气不得降而反上行，从化于火也，人参白虎汤治之。

肾虚气逆

喘因肾虚，气吸不下者，或因气自小腹下起而上逆者，但经微劳，或饥时即发，宜以六味补阴之属，壮水配火。若足冷面热者，须以八味安肾之属，导火归元。

齁④ 喘

齁喘者，积痰在肺，遇冷即发，喘鸣迫塞，但坐不得卧，

---

① 不得卧……是水气之客也：语见《素问·逆调论》。
② 直指：《仁斋直指方论》。宋代杨士瀛著。
③ 邪在肺……喘咳动肩背：语出《灵枢·五邪》。
④ 齁（hōu）：哮喘病。

外寒与内饮相搏，宜小青龙汤主之。若肺有积热，热为寒束者，宜越婢汤主之。

尤在泾曰：按仲景云咳而上气，此为肺胀。其人喘，目如脱状，越婢加半夏汤主之①。又肺胀，咳而上气，烦躁而喘。脉浮者，心下有水，小青龙加石膏汤主之②。丹溪云：肺胀而咳者，用诃子、青黛、杏仁，佐以海石、香附、瓜蒌、半曲③，蜜丸噙化。仲景之治，乃伤寒法也，邪从皮毛入肺则肺胀，故治以散邪之剂。丹溪之治，乃阴虚火动迫肺，及浊痰瘀血凝结于内，故治以收敛消瘀之剂。然亦有引动肾间虚气，喘不得卧，足冷如冰者，非济生肾气不效。丹溪治齁喘之症，未发以扶正气为主，八味肾气温肾行水之谓也；已发用攻邪气为主，越婢、青龙泄肺蠲饮之谓也④。

血积肝伤

喘因血积肝伤者，《经》曰肝脉搏坚而长，色不青，当病坠若搏，因血在胁下，令人喘逆⑤是也。

---

① 咳而上气……越婢加半夏汤主之：语出《金匮要略·肺痿肺痈咳嗽上气病脉证治》。

② 肺胀……小青龙加石膏汤主之：语见《金匮要略·肺痿肺痈咳嗽上气病脉证治》。

③ 半曲：半夏曲。

④ 按仲景云……泄肺蠲饮之谓也：语出《金匮翼》卷七《喘统论》。

⑤ 肝脉搏坚而长……令人喘逆：语见《素问·脉要精微论》。

臌胀水肿

臌胀统论

二阴一阳发病，善胀，心满善噫者，肾胆同逆，三焦不行，气蓄于上也。

三阳盛，入于阴，病膜胀而头痛，言三阳之邪盛也。盛则满，满则溢，而入于阴之分矣。夫头为阳，腹为阴，阴病故腹胀满也。

有所堕坠，恶血留内，腹中满胀，不得前后，此上伤厥阴之脉，下伤少阴之络。腹胀属脾胃者，则饮食少；属他脏者，则饮食如常。其胀在皮肤孙络之间者，饮食亦如常；其在肠胃肓膜之间者，则饮食亦少；其气壅塞于五脏，则气促急，不食而病危矣。是故病在表者易治，在腑者难治，入脏者不治。

腹胀满气不通者，加厚朴以破滞气。腹中夯①闷，此非腹胀满，乃散而不收，可加芍药收之。是知气急而胀，宜厚朴。气散而胀，宜芍药以收之。

脾　胀

湿气归脾，壅塞不行，其脉濡，其体重，其便不利，大便溏而不畅。《经》云诸湿肿满，皆属于脾②，又土郁之发，民病心腹胀，跗肿③是也。又脾土受湿，不能制水，水渍于肠胃而溢于皮肤，漉漉有声，怔忡喘息，即为水胀是也。

---

① 夯（hāng）：胀满。
② 诸湿肿满皆属于脾：语见《素问·至真要大论》。
③ 土郁……跗肿：语本《素问·六元正纪大论》。

肝　胀

怒动肝火，逆于中焦，其症口苦，脉弦，胁及小腹胀满或痛，发则身热气逆是也，左金丸主之。又按：《缪刺论》谓有所堕坠，恶血留内，腹中满胀，不得前后，先饮利药。此上伤厥阴之脉，下伤少阴之络①，是火逆之外，又有血滞一症。火无形，以苦辛平之；血有形，故以利药行之。

膜　胀

即气胀，胸鬲胀满也。《经》云浊气在上，则生膜胀②是也。宜升清降浊，盖清不升则浊不降也。又七情郁结，气道壅隔，上不得降，下不得升，腹大而四肢瘦削，即气胀也。

血　胀

污血成积，石瘕之属也。《经》云：石瘕生于胞中，寒气客于子门，子门闭塞，气不得通，恶血当泻不泻，衃③以留止，日以益大，如怀子状，可导而下④。

食　胀

一名谷胀。饮食过节，停滞中焦，其症吞酸嗳气，恶闻食臭⑤，得食则益甚。《经》云饮食不节，起居不时者，阴受之。阴受之则入五脏，入五脏则膜满闭塞⑥是也。是宜消而去之，甚则下之，所谓中满者，泻之于内也。

---

① 有所堕坠……少阴之络：语见《素问·缪刺论》。
② 浊气……膜胀：语见《素问·阴阳应象大论》。
③ 衃（pēi胚）：溢于血管外，积存于组织间的坏死血液。
④ 石瘕生于胞中……可导而下：语出《灵枢·水胀》。
⑤ 食臭（xiù嗅）：食物的气味。臭，气味的总称。
⑥ 饮食不节……膜满闭塞：语出《素问·太阴阳明论》。

热　胀

热聚于里，口干便闭。《经》云诸腹胀大，皆属于热①是也。枳壳锉散主之。

按：热胀有二，假令外伤风寒，有余之邪自表入里，寒变为热，而作胃实腹满，仲景以大承气下之。亦有膏粱之人，湿热郁积于中而成胀满者，宜清热导湿，东垣中满分消丸主之。

寒　胀

其症有二：有寒气袭表而胀于外者，《经》云：肤胀者，寒气客于皮肤，鼛鼛②然不坚，腹大，身尽肿，皮厚，以手按其腹，窅③而不起，腹色不变，此其候也④。有寒气入里而胀于内者，盖阴气凝聚，久而不散，内攻肠胃，则为寒中胀满泄利之症。《经》云脏寒生满病⑤是也。在表者温而散之，在里者温而行之。

实　胀

胃气实则胀也。脉大坚，便闭，按之痛。仲景云：腹满按之痛者为实，可下之。《经》云：中满者，泻之愈⑥。又云下之则胀已⑦是也。

---

① 诸腹胀大皆属于热：《素问·至真要大论》作"诸胀腹大，皆属于热"。

② 鼛（kōng 悾）鼛：中空物的叩击声，此指腹空而胀。

③ 窅（yǎo 咬）：凹陷。

④ 肤胀者……此其候也：语出《灵枢·水胀》。

⑤ 脏寒生满病：语见《素问·异法方宜论》。

⑥ 中满者泻之愈：《素问·阴阳应象大论》作"中满者，泻之于内"。

⑦ 下之则胀已：语见《素问·五常政大论》。

虚　胀

中气虚衰，脾胃不健，而三焦痞塞，是为气虚中满。经云足太阴虚，则鼓胀也。其脉软，其色白，其症腹胀，按之不痛，溏泄肠鸣。宜温养阳气为主，塞因塞用也。

按：以上所列诸胀，近代通谓之臌胀是也。以下详载风水、皮水、石水、肾水，则专论水肿之原委耳，学者辨之。

风　水

水为风激而上行也，其脉浮而洪，其症骨节疼痛，恶风，面目四肢皆肿。是宜驱散风气为主，风去则水自下也。

皮　水

从肺闭得之，盖肺主诸气而行水道，肺闭则水不下行而泛溢皮肤，状与风水相似，但不恶风为异。

石　水

从膀胱不利得之，四肢瘦，腹大肿，是其症也。王太仆云下焦为分注之所，气窒不利，则溢而为水也。亦名里水，其根在少腹是也。

肾　水

肾为水脏而元阳寓焉，肾虚阳弱，水无所制而泛溢，肢体浮肿，咳嗽喘急，腰重足冷，小便不利，或因脾胃虚弱，治失其宜，元气复伤而变症者，非《金匮》加减肾气丸不效。

肺痈肺痿

《金匮》所论肺痈、肺痿之症，谁秉内照，旷然洞悉。请以一得之愚，僭①为敷陈②。人身之气，禀命于肺，肺气清肃，则周身之气莫不统摄而顺行，肺气壅浊，则周身之气易致横逆而犯上。故肺痈者，肺气壅而不通也，肺痿者，肺气痿而不振也，才见久咳上气，先须防此两证。

肺痈由五脏蕴崇③之火，与胃中停蓄之热上乘乎肺，肺受火热熏灼，即血为之凝，痰为之裹，乃至咳声频并，口中辟辟燥咳，即胸中隐隐痛，浊痰如胶，发热畏寒，日晡尤甚，面红鼻燥，胸生甲错④，寸口脉滑数而实，此即肺痈之证也。始先能辨其属表属里，极力开提攻下，无不愈者。设若医者但知见咳治咳，或用解热，或用润燥，迨至血化为脓，肺叶朽坏，倾囊吐出，始识其症，则已十死不救，嗟无及矣。间有痈小气壮，胃强善食，其脓不从口出，或顺趋肛门，旁穿胁肋，仍可得生，然不过十中二三耳。《金匮》治法最精，用力全在未成脓之先，故曰：始萌可救，脓成多死。今人施于既成脓之后，其有济乎？

肺痿者，其积渐，已非一日，其寒热不止一端，总由胃中津液不输于肺，肺失所养，转枯转燥，然后成之。盖肺金之生水，精华四布者，全藉胃土津液之富，上供罔缺。但胃中津液暗伤之窦最多，医者不知爱护，或腠理素疏，无故而大发其汗；或中气素馁，频吐以倒倾其囊；或瘅成消中，饮水而渴不解，泉竭自中；或肠枯便秘，强利以求快，漏卮⑤难继。只此上供之津液，坐耗歧途，于是肺火日炽，肺热日深，肺中小管日窒，

---

① 僭（jiàn 见）：超出本分行事，表示自谦。

② 敷陈：详尽陈述。

③ 蕴崇：积聚，堆积。

④ 甲错：借指表皮干枯皱缩或粗糙不平。

⑤ 卮（zhī 之）：古代盛酒的器皿。

咳声以渐不扬，胸中脂膜日干，咳痰艰于上出，行动数武，气即喘鸣，冲击连声，痰始一应。寸口脉数而虚，其人咳，口中反有浊唾涎沫者，为肺痿之病。《金匮》治法，非不彰明，大意缓而图之。生胃津、润肺燥、下逆气、开积痰、止浊唾、补正气，以通肺之小管；散火热，以复肺之清肃。如半身痿废，及手足痿软，治之得法，亦能复起。虽云肺病，近在胸中，呼吸所关，可不置力乎？然肺痈属在有形之血，血结宜骤攻，肺痿属在无形之气，气伤宜徐理，虚实之辨，尤当详审焉。

诸 血

诸血统论

失血诸证，妄行于上则吐衄，衰涸于内则虚劳，妄返于下则便红，积热膀胱则①癃闭、尿血，渗透肠间则为肠风，阴虚阳搏则为崩中，湿蒸热瘀则为滞下，热极腐化则为脓血，火极似水则血色紫黑，热胜于阴则发为疮疡，湿滞于血则发为痛痹，瘾疹皮肤则为冷痹。蓄之在上，其人喜狂；蓄之在下，其人喜忘。

血出上七窍为血溢，大小便二血为血泄。然《内经》云溢则后血②，是血下出亦可云溢，正不必拘也。

先见血，后见痰嗽，多是阴虚；先见痰嗽，后见血，多是痰火积热。

凡吐衄血太甚，不止，当防其血晕，用茅根烧酒将醋洒之，令鼻嗅气以遏其势，或蓦然以冷水喋③其面，使惊则止。

---

① 则：原无，据文义补。

② 溢则后血：语出《灵枢·百病始生》，全句为"阴络伤则血内溢，血内溢则后血"。

③ 喋（xùn 训）：含在口中而喷出。

血虚眩晕卒倒不可艾灸，惊哭动，动则乘虚而死矣。须以当归、川芎、白芍、熟地黄、黄芪、人参、白术、茯苓、陈皮、荆芥穗、甘草各七分，枣二枚，乌梅一个，同煎服。

凡用血药，不可单行单止，又不可纯用寒凉，必加辛温升药。如用寒凉药，用酒煎、酒炒之类，乃寒因热用也。久患血证，血不归元，久服药而无效者，以川芎为君则效。丹溪

凡呕吐血，若出未多，必有瘀于胸膈者，当先消而去之。骤用补法，血瘀成热，多致不起。

风热吐血

风，阳邪也；热，火气也。并入络中，则血溢络外。其证乍寒乍热，咳嗽，口干，烦躁者是也。宜以《圣惠》[①] 荆芥地黄汤，辛凉入血之药治之。

郁热失血

郁热失血者，寒邪在表，闭热于经，血为热迫，而溢于络外也。勿用止血之药，但疏其表，郁热得舒，血亦自止。若表已解，而热不消、血不止者，然后以清热降血之药治之。若肺气已虚，客热不去，咳嗽咽干，吐血嗽血者，宜以甘润养血为主，而以辛药凉肺佐之，如大阿胶丸之类。

暑毒失血

暑毒失血者，脉大气喘，多汗烦渴，盖心主血而暑气喜归心也。此病多于酒客，及阴虚之人有之。

畜热吐血

畜热吐血者，热畜血中，因而妄行，口鼻皆出，势如涌泉，

---

① 圣惠：《太平圣惠方》。中国宋代官修方书。

养新堂医论读本

八二

膈上热，胸中满痛，脉洪大弦长，按之有力，精神不倦，或血是紫黑成块者，须用生地黄、赤芍、茜根、牡丹皮、三制大黄、滑石、桃仁泥之属，从大便导之。此非釜底抽薪之法，不能夺火热上涌之势也。

气逆失血

气逆失血者，血从气逆，得之暴怒而厥也。《经》云阳气者，大怒则形气绝，而血菀于上，使人薄厥①，又怒则气逆，甚则呕血及飧泄②是也，必有胸胁满痛等症。宜芍药、陈皮、枳壳、贝母之属行其气，而血自下。或肝火因气而逆者，必有烦躁、烦渴等症，宜芍药、生地黄、丹皮、芩、连之属降其火，而血自宁。

劳伤吐血

劳伤吐血者，《经》所谓用力太过则络脉伤③是也。盖络脉之血，随经上下，往来不休，若络脉有伤损之处，其血因得渗漏而出矣。如是者须和养血气，安顺谨调，使损者复完，则血脉循行如故。所谓劳者逸之是也。此等未关脏气，但体性坚凝，尚可望其生全。若不能如此，而或纵情违理，络脉完已复损，则必无幸矣。

阳虚失血

阳虚失血者，脾胃气虚，不能固护阴气也。《仁斋直指》④云血遇热则宣流⑤，故止血多用凉剂。然亦有气虚挟寒，阴阳不相为守，荣气虚散，血亦错行，所谓阳虚阴必走是耳。外症

---

① 阳气者……使人薄厥：语见《素问·生气通天论》。
② 怒则气逆……飧泄：语见《素问·举痛论》。
③ 用力太过则络脉伤：《灵枢·百病始生》作"用力过度则络脉伤"。
④ 仁斋直指：综合性医书，宋代杨士瀛撰，又名《仁斋直指方论》。
⑤ 血遇热则宣流：《仁斋直指方论》卷之二《证治提纲》中作"血得热则宣流"。

必有虚冷之状，其血色必黯黑而不鲜，法当温中，使血自归经络。可用理中汤加南木香，或甘草干姜汤，其效甚著。曹氏①云：吐血须煎甘草干姜汤与服，或四物理中汤亦可。若服生地黄、竹茹、藕汁，去生便远。

《三因》云：理中汤能止伤胃吐血，以其最理中脘，分利阴阳，安定血脉也②。

尤在泾曰：按《经》云，荣气出于中焦，是以脾胃为统血之司。而甘温气味，有固血之用也，世医畏其能动血，虽遇当用而不敢用者多矣。厥疾不瘳，谁之过欤！或有仿《千金》例，于伏龙肝③、甘草、干姜、白术之中加阿胶之润、黄芩之苦，以折炎上之势，而复既脱之阴，亦《内经》甚者从之之意也④。

伤胃吐血

伤胃吐血者，酒食过饱，胃间不安，或强吐之，气脉贲乱，损伤心胃，血随呕出也。

膈噎反胃

噎膈反胃统论

膈，隔也。饮食入胃⑤，不得辄下，噎塞膈中，如有阻隔之者，故名曰膈噎。又其病正在膈间，食不得下，气反上逆，

① 曹氏：不详。《证治准绳·诸血门·吐血》中记载："曹氏《必用方》云：吐血须煎干姜、甘草作汤与服，或四物理中汤亦可，如此无不愈者。若服生地黄、竹茹、藕汁，去生便远。"
② 理中汤……安定血脉也：语出《三因极一病证方论》卷之九《伤胃吐血证治》。
③ 伏龙肝：灶心土。
④ 按经云……甚者从之之意也：语见《金匮翼》卷二《诸血统论》。
⑤ 胃：《金匮翼》卷三《膈噎反胃统论》中作"咽"，义胜。

随复吐出，故又名膈气。反胃者，饮食入胃，全无阻隔，过一二时，辄复吐出，有反还之意，故曰反胃。甚者朝食暮吐，暮食朝吐，有翻倾之义，故亦名翻胃。不似噎膈之噎，然后吐，不噎则不吐也。

噎膈之病，有虚有实，实者或痰或血，附着胃脘，与气相搏，翳膜外裹，或复吐出，膈气暂宽，旋复如初。虚者津枯不泽，气少不充，胃脘干瘪，食涩不下。虚则润养，实则疏瀹，不可不辨。

饮食下咽，不得入胃为噎；食不下通，气反上逆为塞。东垣乃谓：阳气不得出者为塞，阴气不得降者为噎①。岂非谓入食从阴，而气出从阳耶？其文则深，其旨反晦，至谓先用阳药治本，后用堵塞泻标，吾不知其何所谓矣。

子和论膈噎，累累数百言，谓：三阳结热，前后闭塞，下既不通，必反上行，所以噎食不下②。夫膈噎，胃病也，始先未必燥结，久之乃有大便秘少，若羊矢③之症。此因胃中津气上逆，不得下行而然，乃胃病及肠，非肠病及胃也。又因河间三乙承气之治，谓噎膈之病，惟宜用下，结散阳消，其疾自愈。夫脘膈之病，岂下可去？虽仲景有大黄甘草，东垣有通幽润肠等法，为便秘呕吐者立，然自是食入辄吐之治，非所论于食噎不下也。独其所谓慎勿顿攻，宜先润养，小著汤丸，累累加用，关扃④自透。或用苦酸，微涌膈涎，因而治下，药势易行。设或不行，蜜苦盐下导，始终勾引，两药相通者，其言甚善。盖

---

① 阳气不得出者……为噎：语出《脾胃论》卷中《随时加减用药法》。
② 三阳结热……噎食不下：语出《儒门事亲》卷三《斥十膈五噎浪分支派疏》。
③ 矢：通"屎"。
④ 扃（jiōng 坰）：门户。

卷四

八五

痰血在脘，不行不愈，而药过病所，反伤真气，非徒无益矣。故以小丸累加，适至病所，无过不及，以平为期，则治噎之道也。但须审是痰是血而行之耳。

痰膈

因七情伤于脾胃，郁而生痰，痰与气搏，升而不降，遂成噎膈。其病令人胸膈痞闷，饮食辄噎，不得下入胃中，必反上逆而呕，与痰俱出。治法宜调阴阳，化痰下气，阴阳平均，气顺痰下，病斯已矣。

血膈 见医按治验

气膈

气膈病，使人烦懑食不下，时呕沫。淳于意[①]作下气汤治此疾，一日气下，二日能食，三日愈。然下气汤方不传。

虫膈 见医按治验

呕　吐

呕吐统论

《仁斋直指》云呕吐出于胃气不和，人所共知也。然有胃寒，有胃热，有痰水，有宿食，有脓血，有气攻，又有所谓风邪干胃，凡是数者，可不究其所自来哉。寒而呕吐，则喜热恶寒，四肢凄清，法当以刚壮温之。热而呕吐，则喜冷恶热，烦躁中干，法当以清凉解之。痰水症者，吐沫怔忡，先渴后呕，与之消痰逐水辈。腥气臊气，熏炙恶心，此脓血之聚，经所谓

---

① 淳于意：又名仓公，西汉医家，撰《诊籍》。

呕家有痈脓，不须治，脓尽自愈①是也。七情内郁，关格不平，此气攻之症，经所谓诸郁干胃则呕吐是也。若夫风邪入胃，人多不审，率用参、术助之，拦住寒邪，于此尤关厉害。其或恶闻食臭，汤水不下，粥药不纳，此则翻胃之垂绝者也。辨之不早，其何以为对治乎？虽然，足阳明之经胃之络脉也，阳明之气下行则顺，今逆而上行，谨不可泄，固也。然呕吐者，每每大便秘结，上下壅遏，气不流行，盍思所以区画②而利导之。他如汗后水药不入口者，遂呕而脉弱，小便复利，身微热而手足厥者，虚寒之极也。识者忧焉。

洁古论吐，以气、积、寒分属上、中、下三焦，大旨元③从启元子④：食不得入，是有火；食入反出，是无火来⑤。至中焦吐，独以积字该⑥之。夫中焦气交之分，主运行上下，和调阴阳，其病有虚有实，有寒有热，其治亦不拘一法，岂区区毒药去积，槟榔、木香利气，所能尽其事哉？

东垣论吐，以呕、吐、哕，分属太阳、阳明、少阳，以其经气血多少而为声物有无之别，未见著实。

咳而呕吐，痰食俱出者，伤于胃气，昔人所谓肺病连胃是也。呕血带痰而出者，伤于肺之络，《金匮》所谓热伤血脉⑦是也。吐食者，二陈汤加减主之；吐血者，补肺汤主之。

---

① 呕家有痈脓……脓尽自愈：《金匮要略·呕吐哕下利病脉证治》作"呕家有痈脓，不可治呕，脓尽自愈"。

② 区画：筹划。

③ 元：根源。

④ 启元子：王冰，号启玄子，又作启元子。唐代医家。

⑤ 食不得入……是无火来：《重广补注黄帝内经素问·至真要大论》作"内格呕逆，食不得入，是有火也；病呕而吐，食久反出，是无火也"。

⑥ 该：概括。

⑦ 热伤血脉：语见《金匮要略·肺痿肺痈咳嗽上气病脉证治》。

呕吐哕呃统治论

陈修园论呕吐哕呃之辨曰：声与物俱出为呕，有物无声为吐，有声无物为哕。气自脐下冲逆有声，声短而频，古人名哕，又名咳逆，为呃①。

此四症，皆属气逆，统治之法，宜二陈汤随证加减。如为寒气所客，脉迟畏寒，加砂仁、藿香、干姜；如干呕、吐涎沫，加人参、吴茱萸、大枣，倍生姜；如食不得入，为火阻于上，加黄连、黄芩、人参；如为饮食所伤，吞酸嗳腐，加苍术、藿香、砂仁、麦芽、山楂；如有声无物，加生竹茹、人参、旋覆花、代赭石、大枣；如吐酸水，加吴茱萸、黄连；如脾胃虚弱，运化迟而呕吐者，加人参、白术、砂仁、木香；如食已即吐，是胃中有热，食入则两热相冲，不得停留而吐；若大便秘结，可加大黄三钱；若寒热往来，胁痛而呕者，为少阳症，加人参、黄芩、柴胡、大枣；如骤然发呃者，为胃火上冲，加麦芽、石斛、麦冬、枇杷叶、竹茹、扁豆。久病发呃，有脾虚肾虚之分，脾虚者，加参、术、丁香、柿蒂；肾虚者，加参、附、干姜、沉香、巴戟天，此症多死。如吐虫者，去甘草，加川椒、人参、吴茱萸、黄连、川楝子、乌梅、粳米。

泄　泻

泄泻统论

戴复庵云：泻水腹不痛者，湿也。饮食入胃，辄泻之，完谷不化者，气虚也。腹痛泻水，肠鸣，痛一阵泻一阵者，火也。或泻或

---

① 声与物俱出……为呃：语见《时方妙用》卷四《呕吐哕呃》。

不泻，或多或少者，痰也。腹痛甚而泻，泻后痛减者，积也①。

阴②泄者，水谷不化而完出，湿兼风也。溏泄者，渐下污积黏垢，湿兼热也。鹜泄者，所下澄彻清冷，小便清白，湿兼寒也。濡泄者，体重软弱，泄下多水，湿自甚也。滑泄者，久下不能禁固，湿盛气脱也。故曰：湿多成五泄。

湿　泻

湿泻，一名濡泄。其脉濡细，其症泄水，虚滑肠鸣，身重，腹不痛。由脾胃有湿，则水谷不化，清浊不分。久雨潮溢，或运气湿土司令之时，多有此疾。《内经》所谓湿胜则濡泄③，《左传》所谓雨淫腹疾④者是也。又水寒之气，入客肠间，亦令人濡泻。《经》云太阳之胜，寒客下焦，传为濡泄⑤是也。

寒　泻

寒泻，一名鹜溏。鹜溏者，水粪并趋大肠也。夫脾主为胃行其津液者也，脾气衰弱，不能分布，则津液糟粕并趋一窍而下。《金匮》所谓脾气衰则鹜溏⑥也。又寒气在下，亦令人水粪杂下，而色多青黑，所谓大肠有寒则鹜溏⑦也。谦甫⑧云，鹜溏者，大便如水，其中有少结粪是也。

---

① 泻水腹不痛者……积也：语出《丹溪心法》卷二《泄泻》。

② 阴：《金匮翼》卷七《泄泻诸症统论》中作"飧"，义胜。

③ 湿胜则濡泄：语见《素问·六元正纪大论》。

④ 雨淫腹疾：语见《春秋左传·昭公元年》。

⑤ 太阳之胜……传为濡泄：语出《素问·至真要大论》。

⑥ 脾气衰则鹜溏：语见《金匮要略·水气病脉证并治》。

⑦ 大肠有寒则鹜溏：《金匮要略·五脏风寒积聚病脉证并治》作"大肠有寒者，多鹜溏"。

⑧ 谦甫：罗天益，字谦甫，元代医家。著有《东垣试效方》九卷，撰集《卫生宝鉴》二十四卷。

热 泻

热泻者，夏月热气乍乘太阴，与湿相合，一时倾泻如水之注，亦名暴泄。《内经》所谓暴注下迫，皆属于热①是也。其症腹痛自汗，烦渴面垢，脉洪数或虚，肛门热痛，粪出如汤，或兼呕吐，心腹绞痛者，即霍乱之候也。

久 泄

久泄不止，百药不效，或暂止而复来，此必有陈积在肠胃之间。积一日不去，则泻一日不愈，必先逐去陈积而复补之，庶几获益。如果系脏虚滑泄，审无腹痛，脉微虚不沉滞者，可以温涩之药固之。

肾 泄

肾泄者，五更溏泄也。肾虽水脏，而中有元阳，为脾土之母。又肾者，主蛰封藏之本，而开窍于二阴。肾阳既虚，既不能温养于脾，又不能禁固于下，故遇子后阳生之时，其气不振，阴寒反胜，则腹鸣奔响作胀，泻去一二行乃安。积月不愈，或至累年。此病藏于肾，宜治下而不宜治中者也。

又，五更溏泄，不独肾虚一端，酒积、寒积、食积皆作此病，概与温肾，非其治矣。

飧 泄

飧泄，完谷不化也。脾胃气衰，不能熟腐水谷，而食物完出。《经》所谓脾病者，虚则腹满肠鸣，飧泄食不化②是也。又

---

① 暴注下迫，皆属于热：语见《素问·至真要大论》。

② 脾病者……飧泄食不化：语出《素问·脏气法时论》。

清气在下，则生飧泄①者，谓阳气虚则下陷也。又风气入脾，亦令飧泄。夫风者，木气也，而行于土中，风性善行，传化疾速，则熟腐不及。《经》所谓久风入中，为肠风渗泄②者是也。又脾所生病，为胸满呕逆飧泄③者，亦木气制土之所致也。又虚邪舍于肠胃，多寒，则肠鸣飧泄食不化④者，土性喜温而恶寒，多寒则变化无权也。故飧泄之病，约有三端，一曰虚，二曰风，三曰冷，而皆以虚为本也，亦曰虚泄。

---

① 清气……飧泄：语见《素问·阴阳应象大论》。

② 久风……渗泄：《素问·风论》作"久风入中，为肠风飧泄"。

③ 脾所生病……飧泄：《灵枢·经脉》作"主肝所生病者，胸满呕逆飧泄"。

④ 多寒……食不化：语见《灵枢·百病始生》。

卷　五

积聚癥痞

积聚癥痞统论

积者，积累之谓，由渐而成，重而不移。聚者，聚散之谓，作止不常，痛无定所。故曰积者阴气，聚者阳气。

积聚之病，非独痰食气血，即风寒外感，亦能成之。然痰食气血，非得风寒，未必成积。风寒之邪，不遇痰食气血，亦未必成积。《经》云卒然多食饮则肠满，起居不节、用力过度则络脉伤[①]，血溢肠外，与寒相搏，并合凝聚，不得散而成积，此之谓也。

经论心肝肾皆有积，心曰伏梁，心下坚直，如梁木也。肝曰肥气，胁下气聚如覆杯也。肾曰奔豚，往来上下如豚之奔也。又有伏瘕、疝瘕、瘕聚、血瘕。伏瘕者，伏结于内；疝瘕者，冲痛如疝；瘕聚者，聚散不常；血瘕者，血凝成瘕也。

《难经》又补脾肺之积，脾曰痞气，气痞而不运；肺曰息贲，响有声也。

巢氏又有癥瘕之辨，谓：其病不动者，癥也；虽有癖而可推移者，瘕也。癥者，徵也，有形可见也；瘕者，假也，假物成形也[②]。

张子和又分九积：酒积者，目黄口干；食积者，酸浸心腹[③]；气积者，噫气痞塞；涎积者，咽如拽锯；痰积者，涕唾

---

①　卒然……则络脉伤：语见《灵枢·百病始生》。
②　其病不动……假物成形也：语出《诸病源候论》卷之十九《瘕病诸候》。
③　酸浸心腹：《儒门事亲》中作"酸心腹满"。

稠黏；癖积者，两胁刺痛；水积者，足肿胀满；血积者，打扑 衄①疼；肉积者，赘瘤核疬②。各治法详见本方。

许学士云：大抵治积，或以所恶者攻之，所喜者诱之，则易愈。如硇砂、阿魏治肉积；神曲、麦芽治酒积；水蛭③、虻虫治血积；木香、槟榔治气积；牵牛、甘遂治水积；雄黄、腻粉④治痰积；礞石、巴豆治食积。各从其类也。若用群队之药分其势则难取效⑤。

肥 气

经曰：肝之积，名曰肥气。在左胁下，如覆杯，有头足，久不愈，令人发咳，痎疟，连岁不已⑥。咳，肺病也。积气上攻至肺则咳，侮所不胜也。痎疟，三日疟也。肝所生病，为往来寒热，连岁不已者。积不去则疟亦不已也。

伏 梁

经曰：心之积，名曰伏梁。起脐上，大如臂，上至心下。久不愈，令人烦心。心为火脏，心受邪，则火内郁而烦也。

---

① 衄（nǜ）：扭，折伤。

② 酒积者……赘瘤核疬：语出《儒门事亲》卷三《五积六聚治同郁断》。

③ 蛭：原作"蛀"，据《普济本事方》卷三《积聚凝滞五噎膈气》改。

④ 腻粉：药物，又名轻粉，由水银、白矾、食盐合炼而成，性味辛、寒，有毒。具有杀虫、攻毒、利水、通便之效。

⑤ 大抵治积……则难取效：语出《普济本事方》卷第三《积聚凝滞五噎膈气》。

⑥ 肝之积……连岁不已：语出《难经·五十六难》。下文"心之积""脾之积""肺之积""肾之积"出处同。

痞 气

经曰：脾之积，名曰痞气。在胃脘，覆大如盘，久不愈，令人四肢不收，发黄疸，饮食不为肌肤。脾气行乎四肢，脾气既痞，四肢无以受气，故不收，不收犹不举也。脾色黄而合肉，气痞不运，热郁于中，故黄色外见，而肌肤日削也。

息 贲

经曰：肺之积，名曰息贲。在右胁下，覆大如杯，久不已，令人洒淅①寒热，喘咳发肺壅。肺主气而合皮毛，肺郁成积，壅于内者不能卫于外，故洒淅寒热。壅于上者不复降于下，故喘咳发肺壅。壅，痈也。

奔 豚

经曰：肾之积，名曰奔豚。发于少腹，上至心下，若豚状，或上或下无时。久不已，令人喘逆，骨痿少气。肾为水脏而喜凌心，故上至心下，奔突如豚。肾居下焦而善逆，故令人喘逆。肾合骨而为气之根，故骨痿少气。

气 积

气滞成积也。凡忧思郁怒，久不得解者，多成此疾。故王宇泰云：治积之法，理气为先，气既升降，津液流畅，积聚何由而生。丹溪乃谓气无形，不能作聚成积，只一消痰破血为主，误矣。天地间有形之物，每自无中生，何止积聚也。戴复庵只以一味大七气汤治一切积聚，其知此道欤！

血 积

痛有定处，遇夜则甚，其脉芤涩。妇人产后及跌扑努力者，

---

① 洒淅：寒颤貌。

多有此症。或忧怒伤其内，风寒袭于外，气逆血寒，凝结成积。《内经》云：卒然外中于寒，若内伤于忧怒，则气逆，六输不通，温气不行，凝血蕴里而不散①。此之谓也。

瘕② 瘕

《经》云：小肠移热于大肠，为伏瘕③。河间云：大肠热气菀结，津液消耗，腹痛秘涩，槟榔丸主之④。

石瘕瘕聚

石瘕者，衃血留止，结硬如石，即血瘕也。《经》云：寒气客于子门，子门闭塞，气不得通，恶血当泻不泻，衃以留止，日以益大，状如怀子，月事不以时下。皆生于女子，可导而下⑤。亦名瘕聚。《经》云：任脉为病，男子七疝，女子瘕聚⑥。此之谓也。

虫

虫症统论

虫由少阳风木湿热郁蒸而成。观日中有雨，则禾节生虫。人患虫积，多因饥饱失宜，中脘气虚，湿热失运，故生诸虫。小儿最多，大人间有。其候心嘈腹痛，呕吐涎沫，面色痿黄，

---

① 卒然外中于寒……凝血蕴里而不散：语出《灵枢·百病始生》。

② 瘕（fú伏）：通"伏"。《素问·气厥论》："小肠移热于大肠，为瘕瘕，为沉。"王冰注："瘕与伏同。"

③ 小肠……伏瘕：语见《素问·气厥论》。

④ 大肠热气菀结……槟榔丸主之：语本《黄帝素问宣明论方》卷一《诸证门·瘕证》。

⑤ 寒气……可导而下：语见《灵枢·水胀》。

⑥ 任脉为病……女子瘕聚：《素问·骨空论》作"任脉为病，男子内结七疝，女子带下瘕聚"。

眼眶鼻下有黑，嗜食米、纸、茶叶、泥、炭之类，沉沉默默欲眠，微有寒热，治宜随症用方。如心腹中痛，上下往来，发作有休时，喜涎出者，虫也，宜乌梅丸；胃脘咬痛，发歇有时，痛发则吐涎沫，宜金匮九痛丸；狐疑善惑者，妙功丸；噎膈呕吐者，剪红丸；肚腹常热者，化虫丸；四肢常冷者，集效丸；肠中虫积，万应丸；膈上虫积，遇仙丹；谷道生疮，虫蚀痒痛，胶艾茴归汤，外用雄黄兑法。随证取用，无不克应也。

仁斋云：血入于酒则为酒鳖；血凝于气则为气鳖；败血杂痰则为血痰。掉头掉尾，上侵胃脘，食入脂膜，或附胁背，或隐胸腹，惟芜荑煎服之效。然必兼养胃益血理中乃可杀之。若徒用雷丸、锡灰，不能去也①。

治虫之药，必在夏月龙蛇起陆之时，服之方易奏效。若万类蛰藏之际，虽有合剂，不能为功也。丹溪以上半月虫头向上易治，愚谓当以上半日为是。

又，虫在肝，令人恐怖，眼中赤壅；在心，心烦发躁；在脾，劳热，四肢肿急；在肺，咳嗽气喘。医者不察，谬指属火属痰，寒凉转伤脾胃，卒至夭枉。自非垣视一方②者，焉能辨哉！

诸　痛

头　痛

头痛统论

头，象天，六腑清阳之气，五脏精华之血，皆会于此。然

---

①　血入于酒……不能去也：语本《仁斋直指方论》卷之一《总论·男女气血则一论》。

②　垣视一方：能隔墙见人。垣，墙也。

天气所发，六淫之邪，人气所变，五贼之逆，皆能相害。或蔽覆其清明，或瘀塞其经络，因与真气相薄而为痛也。因风而痛者，抽掣恶风，有汗而痛。因暑热而痛者，或有汗，或无汗，则皆恶热而痛。因湿而痛者，痛而头重，遇天阴尤甚。因痰饮而痛者，亦头昏重而痛，愦愦欲吐。因寒而痛者，恶寒而脉绌急。气虚而痛者，遇劳则痛甚，其脉大。血虚而痛者，善惊惕，其脉芤。

东垣治头痛，大率皆以酒芩、酒连、酒柏加风剂，如清空膏、安神散、清上泻火汤之类，但杂用羌、防、升、紫、藁、蔓等药，殊欠纪律，学者师其意可也。元珠茶调散，简要可用。

治头风久痛，须加芎、归、红花少许，非独治风，兼和血止痛也。细茶最能清上风热，久痛以之作引弥佳，东垣、谦甫皆常用之。

头痛之因，非止一端，有风、有寒、有湿、有热、有兼气。兼气者，如火与湿合，《内经》所谓少阳司天之政，二之气其热郁于上，头痛、呕吐、昏愦①是也。有火胜水复者，《内经》所云岁金不及，炎火乃行，复则阴厥，且格阳反上行，头脑户痛，延及脑顶，发热②是也。有胃实者，《经》所谓头痛耳鸣，九窍不利，肠胃之所生③是也。有肾厥者，《经》所谓头痛巅疾，下虚上实，过在足少阴、巨阳，甚则入肾④是也。有心热者，《经》所谓心烦头痛，病在膈中，过在手巨阳、少阴⑤是也。有

---

① 少阳司天之政……昏愦：语本《素问·六元正纪大论》。
② 岁金不及……发热：语出《素问·气交变大论》。
③ 头痛耳鸣……肠胃之所生：语见《素问·通评虚实论》。
④ 头痛巅疾……甚则入肾：语见《素问·五脏生成》。
⑤ 心烦头痛……少阴：语见《素问·五脏生成》。

痰饮者，其病在脾，东垣所谓太阴痰厥，头痛眼黑，呕吐闷乱，亦湿胜也。有内风者，风从火化，其病在肝，不特厥阴之脉与督脉上会于巅，盖即肝脏冲逆之气，亦能上至巅顶也。又有真气不守，厥而上行，天门真痛，上引泥丸①，名真头痛，多不可治。古方云与黑锡丹，灸百会穴，猛进参、附、乌、沉，或有可生。然天柱折②者，亦难为力矣。

风头痛

风头痛者，风气客于诸阳。诸阳之脉，皆上于头，风气随经上入，或偏或正，或入脑中，稽而不行，与真气相击则痛，《经》云风气循风府而上，则为脑风③是也。其挟寒挟热，则随症审而治之。

热厥头痛

热厥头痛者，胃热气盛，不能下行也。其证头中热痛，虽严寒犹喜风寒，微来暖处，或见烟火，则痛复作，其脉数或大者是也。

湿热头痛

湿热头痛者，湿与热合，交蒸互郁，其气上行，与清阳之气相搏，则作痛也。东垣云：诸湿热头痛，清空膏主之④。又云：湿热在头而头痛者，必用苦吐之⑤，或用搐鼻药。

---

① 泥丸：道教中对脑神的别称。

② 天柱折：此指真元衰败，阳气耗损。

③ 风气循风府而上……脑风：语见《素问·风论》。

④ 诸湿热头痛清空膏主之：《兰室秘藏》卷中《头痛门·头痛论》作"青空膏乃风湿热头痛药也"。

⑤ 湿热在头……必用苦吐之：语本《兰室秘藏》卷中《头痛门·头痛论》。

寒湿头痛

头痛由于湿热上壅者颇多，然亦有因寒湿者。《金匮》所云头痛鼻塞而烦，其脉大，自能饮食，腹中和无病，病在头中寒湿，故鼻塞。纳药鼻中则愈①。愚以为本事透顶散，正治寒湿头痛之剂，否则丁香、细辛，治湿热头痛，无乃以火救火欤！

痰厥头痛

痰厥头痛者，病从脾而之胃也。夫脾主为胃行其津液者也，脾病则胃中津液不得宣行，积而为痰，随阳明之经上攻头脑而作痛也。其证头重闷乱，眩晕不休，兀兀②欲吐者是也。

肾虚头痛

肾虚头痛者，肾阴不足，虚阳无附而上攻。《素问》所谓头痛巅疾，下虚上实，过在足少阴、巨阳③，许学士谓之肾厥头痛是也。

肝厥头痛

肝厥头痛者，肝火厥逆，上攻头脑也。其痛必在巅顶，以肝之脉与督脉会于巅故也。虽太阳之脉，亦上额交巅，然太阳头痛者，必恶风寒，而厥阴头痛，必多眩晕，或厥逆抽掣也。

食积头痛

食积头痛者，食气上攻，胃气不清也。子和云邪在胃而头痛者，必下之。其证必兼痞膈咽酸，噫败卵臭，或饱食则痛甚，其脉右手滑盛者是也。

血虚头痛

血虚头痛者，血虚脉空，自鱼尾上攻头痛者是也。产后多

---

① 头痛鼻塞……纳药鼻中则愈：语见《金匮要略·痓湿暍病脉证治》。

② 兀（wù务）兀：昏沉貌。

③ 头痛巅疾……巨阳：语出《素问·五脏生成》。

有此症。鱼尾眉尖后近发际，是①即丝竹空穴也。

气虚头痛

气虚头痛者，清阳气虚，不能上升也。其脉必弦微，其症必倦怠气短，恶风寒，不能食。

偏头痛

偏头痛者，由风邪客于阳经，其经偏虚者，邪气凑于一边，痛连额角，久而不已，故为之偏头痛也。

雷头风

雷头风者，头痛而起核块，或头中如雷之鸣。盖为邪风所客，风动则有声也。亦有因痰热者，盖痰生热，热生风也。其法轻则散之，甚则吐之、下之。

大头痛

大头痛者，头痛而重大如斗，乃天行疫疠病也。

眩晕附

《鸡峰》云：夫风之病，起于心气不足，胸中畜热而实，故有头风面热之所为也。痰热相感而动风，风心相乱则闷瞀②，故谓之风眩闷瞀也③。又云：头风目眩者，由血气虚，风邪入脑，而牵引目系故也。五脏六腑之精，皆上注于目，血气与脉并上为目系，属于脑，后出于项中。血脉若虚，则为风邪所伤，入脑则转而目系急，故成眩也。诊其脉洪大而长者，风眩也④。

---

① 是：《金匮翼》卷五《头》此后有小字"鱼尾在眉梢后陷中"。

② 闷瞀（mào 冒）：胸满闷烦乱，眼目昏花之症。

③ 夫风之病……风眩闷瞀也：语见《鸡峰普济方》卷第一《诸论·风眩》。夫风之病，《鸡峰普济方》作"夫风眩之病"。

④ 头风目眩者……风眩也：语见《鸡峰普济方》卷第一《诸论·风眩》。

按：眩晕虽为风疾，而有内外之分，《鸡峰》所谓痰热相感而动风者，风自内生者也。血气虚，风邪入脑者，风从外入者也。内风多从热化，引之则弥盛。外风多从虚入，清之则转加。二者不可不辨也。

《素问》云：头痛巅疾，下虚上实，过在足少阴、巨阳，甚则入肾，徇蒙①招尤。目暝耳聋，下实上虚，过在足少阳、厥阴，甚则入肝②。下虚者，肾虚也，故肾虚则头痛；上虚者，肝虚也，故肝虚则头晕；徇蒙者，如以物蒙其首，招摇不定，目暝耳聋，皆晕之状也。

高鼓峰③云：肾阴不足，三阳之焰，震耀于当前。中土虚衰，下逆之光，上薄于巅顶。阴虚而眩者，目中时见火光；土虚而眩者，必兼恶心呕吐也④。

按：中土虚衰，不能下蔽真阳，则上乘清道，所谓上入之光也。然亦有中虚肝气动而晕者，如土薄则木摇也。大抵眩晕多从肝出，故有肝虚头晕、肾虚头痛之说，虽亦有肝病头痛者，要未有眩晕而不兼肝者也。

《圣济总录》云：风头旋者，以气虚怯，所禀不充，阳气不能上至于脑，风邪易入，与气相鼓，致头旋而晕也。亦有胸膈之上，痰水结聚，复犯大寒，阴气逆上，风痰相聚而结，上冲于头，亦令头旋⑤。治当用人参丸、祛痰丸之类者也。

---

① 徇（xùn训）蒙：目瞬动而蒙昧不明。徇，通"眴"，目眩也。
② 头痛巅疾……甚则入肝：语见《素问·五脏生成》。
③ 高鼓峰：高斗魁，字旦中，号鼓峰，清初名医。晚年著《医宗己任编》。
④ 肾阴不足……恶心呕吐也：语出《医宗己任编》卷三《四明心法》。
⑤ 风头旋者……亦令头旋：语出《圣济总录》卷第一十七《诸风门·风头旋》。

心 痛

心痛统论计九种，附胃痛

《方论》心痛有九种：曰饮、曰食、曰风、曰冷、曰热、曰虫、曰悸、曰疰、曰去来①。悸者，动也，心虚则动而悸②痛也。疰者，住也，恶气所著也。去来者，作止不常，亦邪气也。但疰为阴，而去来为阳耳。心主诸阳，又心主血。是以因邪而阳气郁伏，过于热者痛；阳气不及，邪气胜之者亦痛。血因邪泣在络而不行者痛。血因邪胜而虚者亦痛。

五脏六腑任督支脉，皆络于心，是以各脏腑经脉，挟其淫气，自支脉上乘于心，皆能作痛，然必有各脏腑病形与之相应。《经》云：心痛引少腹，上下无定处，溲便难者，取足厥阴；心痛腹胀啬然，大便不利，取足太阴；心痛短气，不足以息，取手太阴；心痛引背不得息，刺足少阴，不已，刺手少阳③。此之谓也。

胃居中焦，禀冲和之气，为水谷之海，三阳之总司。凡饮食、寒邪④、气血、虫邪、恶气，亦如心痛有不一之因也。惟肝木之相乘者尤甚，其症胃脘当心而痛，上支两胁，膈咽不通，饮食不下，病名食痹。食痹者，食已心下痛，吐出乃已是也。其肾水上逆者次之，肾水上逆者，寒厥入胃也。

胃者，土气也，主乎痞。故胃病者，或满或胀，或食不下，或呕吐吞酸，或大便难，或泻利，面色浮而黄者，皆是胃之本

---

① 曰饮……曰去来：语出《三因极一病证方论》卷之九《不内外因心痛证》。

② 悸：《金匮翼》卷六《心痛·心痛统论》中无"悸"字。

③ 心痛引少腹……刺手少阳：语出《灵枢·杂病》。

④ 邪：《金匮翼》卷六《心痛·心痛统论》作"热"，义胜。

病也。其有六淫五邪相乘于胃者，大率与前所列心痛之形状相类，但其间必与胃本病参杂而见之也。忧思忿怒之气，素蓄于中，发则上冲旁击，时复下注，若三焦无所阻滞，任其游行，则不能作痛，虽痛亦微。若有湿痰死血，阻滞其气而不得条达，两相搏击，则痛甚矣。

胁痛

《经》云：左右者，阴阳之道路也[1]。又云：肝生于左，肺藏于右[2]。所以左属肝，肝藏血。肝，阳也；血，阴也。乃外阳而内阴也。右属肺，肺主气。气，阳也；肺，阴也。乃外阴而内阳也。由阴阳五脏气血分属，是以左胁之痛，多因留血，右胁之痛，悉是痰积，岂可一概而言乎？虽痰气固亦有流注于左者，然必与血相搏而痛，不似右胁之痛，无关于血也。

肝郁胁痛

肝郁胁痛者，悲哀恼怒，郁伤肝气，两胁骨疼痛，筋脉拘急，腰脚重滞者是也。

肝虚胁痛

肝虚胁痛者，肝阴虚而胁痛也，阴虚则脉绌急。肝之脉贯膈布胁肋，阴虚血燥，则经脉失养而痛，其症胁下筋急，不得太息，目昏不明，爪枯色青，遇劳即甚，或忍饥即发者是也。

肾虚胸胁痛

肾虚胸胁痛者，房劳过度，肾气虚弱，羸怯之人，胸胁之间，多有隐隐微痛，此肾虚不能纳气，气虚不能生血之故。气与血，犹水也，盛则流畅，少则壅滞，故气血不虚则不滞，既

① 左右者……道路也：语见《素问·阴阳应象大论》。
② 肝生于左肺藏于右：语见《素问·刺禁论》。

虚则鲜有不滞者，所以作痛。宜用熟地、破故纸之类补肾，阿胶、芎、归之类和血，若作寻常胁痛治即殆①矣。戴云：曾有一人胁痛连膈，进诸药味并大便导之，其痛殊甚，后用辛热补剂，下黑锡丹方愈。此乃肾肝虚冷作痛，愈疏而愈虚耳②。

肝火胁痛

肝火盛而胁痛者，肝气实也，其人气收善怒。《经》云肝病者，两胁下痛引少腹，善怒③，又云肝气实则怒④是也。其脉当弦急数实，其口当苦酸，其痛必甚，或烦热，或渴，或二便热涩不通。

污血胁痛

污血胁痛者，凡跌扑损伤，污血必归胁下故也。其症昼轻夜重，或午后发热，脉短涩或搏，其人喘逆。《经》云肝脉搏坚而长，色不青，当病坠若搏，因血在胁下，令人喘逆⑤是也。

息积

息积，《内经》曰：病胁下满，气逆，二三岁不已，病名曰息积⑥。夫消息者，阴阳之更事也，今气聚于胁下，息而不消，积而不散，故满逆而为病。然气聚于胁下，息而不消，不在胃，故不妨于食，特害于气而已。治宜导引服药，药不可独治，盖导引能行积气，药力亦藉导引而行故也。

---

① 殆（dài 待）：危也。

② 曾有一人……愈虚耳：语出《秘传证治要诀及类方》卷之五《诸痛门·胁痛》。

③ 肝病者……善怒：《素问·脏气法时论》中作"肝病者，两胁下痛引少腹，令人善怒"。

④ 肝气实则怒：《灵枢·本神》中作"肝气虚则恐，实则怒"。

⑤ 肝脉搏坚而长……喘逆：语见《素问·脉要精微论》。

⑥ 病胁下满……息积：语出《素问·奇病论》。

腹　痛

冷腹痛

腹痛属寒冷者，多是口食寒物，鼻吸冷气，脉涩气阻，则为疼痛。其症四肢逆冷，唇口变青，其脉沉或紧。《经》云：寒气客于脉中则脉寒，脉寒则缩蜷，缩蜷则脉绌急，绌急则外引小络，故卒然而痛。得炅则痛立止①，或吐清水，所谓寒气客于肠胃，厥逆上出，故痛而呕也②。宜温散，或温利之。

热腹痛

腹痛属热者，二便闭赤，喜冷恶热。《经》云：热留于小肠，肠中痛，瘅热焦渴，则坚干不得出，故痛而闭不通也③。宜寒宜下，勿遽补也。

冷热腹痛④

冷热腹痛者，《经》所谓寒气客于经脉之中，与炅气相搏则脉满，满则痛而不可按也。寒气稽留，热气从上，则脉充大而血气乱，故痛甚不可按也⑤，治之宜兼寒热而调之。

风乘腹痛

腹痛因于风者，邪风内淫肠胃，与正气相搏而痛也。其症恶风脉弦，腹中奔响急痛。仲景所谓阳脉涩，阴脉弦，法当腹

---

① 寒气客于脉中……痛立止：语出《素问·举痛论》。脉中，《举痛论》作"脉外"。

② 寒气客于肠胃……痛而呕也：语见《素问·举痛论》。

③ 热留于小肠……闭不通也：语出《素问·举痛论》。热留于小肠，《举痛论》作"热气留于小肠"。

④ 冷热腹痛：原无，据文义补。

⑤ 寒气客于经脉之中……不可按也：语见《素问·举痛论》。

中急痛，先与小建中汤。不差者，与小柴胡汤是也①。

食积腹痛

食积腹痛者，《经》所谓饮食自倍，肠胃乃伤②也。其症恶心恶食，吞酸嗳腐，其脉多沉实。当分三焦而治，在上吐之，在中消之，在下下之。

死血腹痛③

死血腹痛者，多从郁怒及饱食后急走得之。其痛必有定处，其脉必芤涩，微则和之，甚则下之。

腰　痛

风虚腰痛

风虚腰痛者，肾虚而风冷乘之也，其尺脉虚浮而痛多抽挚，或拘急且酸，而上连脊背，不时速治，喜流入脚膝，为偏枯冷痹缓弱之疾。

湿冷腰痛

湿冷腰痛者，坐卧湿冷，久久得之。《金匮》所谓肾著是也。其症痛而冷重，遇阴或久坐则甚，肾着汤④主之。

湿热腰痛

湿热腰痛者，脾有湿热，传之于肾。得之醇酒厚味，内伤中气，湿热蕴积，流注肾经，令人沉重疼痛，遇天阴或久坐而发，其脉缓者是也。

---

① 阳脉涩……与小柴胡汤是也：语出《伤寒论·辨太阳病脉证并治中》。

② 饮食自倍肠胃乃伤：语见《素问·痹论》。

③ 死血腹痛：原无，据文义补。

④ 肾着汤：即《金匮要略》的甘姜苓术汤。

肾虚腰痛

肾虚腰痛者，精气不足，足少阴气衰也。足少阴者，肾之经也。其脉贯脊属肾，抵腰中。精气不足，则经脉虚而痛，其症形羸气少，行立不支而卧息少可，无甚大痛，而悠悠戚戚①，屡发不已。《经》云：腰者，肾之府，转摇不能，肾将惫矣②。此之谓也。丹溪云：肾虚者，其脉大③。

食积腰痛

食积腰痛者，食滞于脾，而气传于肾也。夫肾受脾之精而藏焉者也。若食不消，则所输于肾者，非精微之气，为陈腐之气矣。而肾受之，乱气伤精，能无痛乎。亦有醉饱入房太甚，酒食之积乘虚流入少阴，腰痛难以俯仰者。疏瀹其源，澄清其流，此大法也。或云四物合二陈，加麦芽、神曲、杜仲、黄柏、官桂、砂仁、葛花、桔梗之类。

瘀血腰痛

瘀血腰痛者，闪挫及强力举重得之。盖腰者一身之要，屈伸俯仰，无不由之，若一有损伤，则血脉凝涩，经络壅滞，令人卒痛不能转侧，其脉涩，日轻夜重者是也。

心腹诸痛④

心为君主之官。一痛手足青至节，不治。俗谓心痛者，乃心胞络痛，或胃脘痛也。昔人分为九种，宜辨而治之。

一曰气痛，脉沉而涩，乃七情之气郁滞所致，宜七气汤、

---

① 悠悠戚戚：指腰痛隐隐、绵绵不休。悠悠，连绵不尽貌。
② 腰者……肾将惫矣：语见《素问·脉要精微论》。
③ 肾虚者其脉大：《丹溪手镜》卷之中《腰痛》作"脉大者，肾虚"。
④ 心腹诸痛：本节内容语出《时方妙用》卷二《心腹诸痛》，文字有出入。

百合汤。

一曰血痛，脉浮沉俱涩，其痛如刺，不可按扪，或寒热往来，大便黑。宜失笑散、三一承气汤，或再加桂枝、桃仁。

一曰痰痛，即饮痛。脉滑，咳嗽，痛连胁下，或游走无定。宜十枣汤、二陈汤加白芥子、皂角、瓜蒌，或滚痰丸。大便闭者，可暂用之。

一曰火痛，脉数而实，口渴面赤，身热便闭，其痛或作或止。宜金铃子散、丹参汤、百合汤，或用越桃散，温酒送下，加味逍遥散，送下左金丸。

一曰冷痛，脉迟而微细，手足俱冷，其痛绵绵不休。宜附子理中汤加当归、肉桂、木通、吴茱萸。

一曰虚痛，即悸痛。脉虚细小或短涩，心下悸，喜按，得食少愈，二便清利。宜归脾汤加石菖蒲，当归补血汤加肉桂。

一曰注痛，入山林古庙古墓，及感一切异气而痛。语言错乱，其脉乍大乍小，两手若出两人。宜平胃散加藿香、木香、麝香服。以香者天地之正气也，正能胜邪。

一曰虫痛，脉如平人，其痛忽来忽止，闻肥甘之味更痛，按摩稍止，唇红，舌上有白花点。宜附子理中汤去甘草，加乌梅、川椒、黄连、黄柏、肉桂、当归，水煎服。愈后，宜服乌梅丸。

一曰食痛，脉实而滑，嗳腐吞酸，恶食，腹胀，其痛或有一条扛起者。宜平胃散加麦芽、谷芽、山楂、半夏，胀甚者再加莱菔子，水煎服。如初病，食尚在膈中，服此汤后，即以手探吐之。如腹胀满拒按，大便不通，宜三一承气汤下之。

陈修园云：按已上九痛，流传已久，不可不知。而高士宗《医学真传》分各部用药，其法甚捷，今重订而节录于下：

当心之部位而痛，俗云心痛，非也，乃心胞之络不能旁达于脉故也。宜香苏饮加当归、元胡索、木通、桂枝，酒水各半煎服。

心脉之上，则为胸膈，胸膈痛乃上焦失职，不能如雾之溉，则胸痹而痛。宜百合汤半剂加瓜蒌皮、贝母、薤白、白豆蔻，水煎服。

胸膈之下，两乳中间，名曰膺胸。膺胸痛乃肝血内虚，气不充于期门，致冲任之血从膺胸而散，则痛。宜丹参散半剂加当归、白芍、金银花、红花、川续断，酒水各半煎。

膺胸之下，则为中脘。中脘作痛，手不可近，乃内外不和，外则寒气凝于毛皮，内则垢浊停于中脘。当审其体之虚实而施治，莫若以灯当痛处爆十余点，则寒结去而内外通，便不痛矣。若爆后痛仍不止，实者宜五积散，虚者宜加味香苏饮，即香苏饮加桂枝、芍药、当归、细辛、木通、吴茱萸水煎服。方中紫苏、生姜、细辛、桂枝以驱外之凝寒，吴茱萸、陈皮、木通以降内之浊垢，归、芍、香附、甘草和其气血，安其中外，颇合古法。若虚甚者，去紫苏，加黄芪；汗多者，加熟附子。

中脘之下，当阳明胃土之间，时痛时止，乃中土虚而胃气不和，若服行血消泄之剂过多，便宜温补。但以手重按之，则痛稍平，此中土内虚，虚而且寒之明验也。宜香砂六君子汤加干姜附子理中汤。

乳下两旁，胸骨尽处痛者，乃上下阴阳不和，少阳枢转不利也。伤寒病中多有此症。当助其枢转，和其气血，上下通调则愈矣。宜逍遥散倍柴胡，加生姜。

大腹痛者，乃太阴脾土之部，痛在内而缓，中土虚寒也。宜理中汤倍人参。痛兼内外而急，脾络不通也，宜理中汤倍干姜。盖脾之大络，名曰大包，从经隧外出于络脉，今脾络滞而不行，则内外皆痛，理中汤加干姜服之不应者，再加肉桂、木通。《太阳病篇》云：伤寒，阳脉涩，阴脉弦，法当腹中急痛，先与小建中汤。不瘥者，与小柴胡汤①。此先补益于内，而后枢转于外也。

脐旁左右痛者，乃冲脉病。冲脉当脐左右，若为寒气所凝，其冲脉之血不能上行外达，则当脐左右而痛。当用血分之药，使胞中之血通达肌表，共②用气药无裨也，宜当归四逆加生姜吴茱萸汤，水酒各半煎服。或用四物汤去地黄，加肉桂、生黄芪、生姜、炙甘草、红花，水酒煎服。

脐中痛不可忍，喜按者，肾气虚寒也，宜通脉四逆汤加白芍。若脉沉实，口中热渴，腹满拒按，大便秘，是有燥屎，宜三一承气汤。

脐下痛者，乃少阴水脏、太阳水腑不得阳热之气以施行，致阴寒凝结而痛。少阴水脏虚寒，用真武汤温之；太阳水腑虚寒，用桂枝汤加熟附子、茯苓温之。

按：士才云脐上痛属脾，脐下痛属肝，当脐痛属肾③。此臆说也，不可从。又脐下痛有火逼膀胱，小便不利而痛者，宜五苓散；亦有阴虚阳气不化，小便点滴俱无胀痛者，宜通关丸；有燥屎者，辨法方治见上条。

小腹两旁，谓之少腹，少腹痛，乃厥阴肝脏之部，又为胞中之血海。盖胞中之水，主于少阴，胞中之血，主于厥阴也。痛者，厥阴肝气不合胞中之血而上行也。肝脏不虚者，当疏通以使

---

① 伤寒……与小柴胡汤：语出《伤寒论·辨太阳病脉证并治中》。
② 共：《时方妙用》卷二《心腹诸痛》作"若"，义胜。
③ 脐上痛属脾……当脐痛属肾：语本《医宗必读》卷八《心腹诸痛》。

之上，宜香苏饮加柴胡、当归、白芍、生橘叶；肝脏虚者，当补益以助其下，宜乌梅丸，以米汤送下二钱，一日三服。盖厥阴不从标本，从中见少阳之气，使厥阴上合乎少阳，则不痛矣。

两旁季肋痛者，肝气虚也，当归四逆汤加阿胶，四君子汤去白术加当归、粳米与乌梅丸，互①服。

两胁之上痛者，少阳之气不和也，宜小柴胡汤去枣，加牡蛎、青皮。时法用左金丸。

陈修园曰：凡心腹诸痛，宜辨其内之胀与不胀，便之闭与不闭，脉之有力与无力，口中热、口中和，痛之久暂，以辨寒热、邪正、虚实。如痛而胀且闭者，厚朴三物汤攻里。兼发热者，厚朴七物汤兼表里治之，腹痛连胁痛，脉弦紧，恶寒甚，大便秘者，大黄附子汤主之。若但胀而便不秘者，是实中之虚，宜厚朴半夏人参生姜甘草汤。腹痛甚而不可触近，呕吐者，大建中汤主之。雷鸣切痛，呕吐者，附子粳米汤主之；腹痛下利而厥者，通脉四逆汤主之；腹痛吐泻者，理中汤主之；若绕脐疼痛，名寒疝，腹中疞痛②者，当归生姜羊肉汤主之③。此皆《金匮》起死回生之法，时医不可不讲习而熟玩焉。

脚 气

脚气统论

《内经》云：暑胜则地热，风胜则地动，湿胜则地泥，寒胜

---

① 互：《时方妙用》《心腹诸痛》作"五"。

② 疞（jiǎo 绞）痛：腹中绞痛。

③ 凡心腹诸痛……当归生姜羊肉汤主之：语出《时方妙用》卷二《心腹诸痛》。

则地裂①。寒暑风湿之气，虽本乎天，而皆入乎地，而人之足履之，所以往往受其毒也。始从足起，渐及少腹，甚乃上攻心胸，若不急治，遂至杀人。况五脏经络，脾与肝肾皆从足指上走腹中，故脚气之候，或呕吐恶食，或腹痛下利，或二便秘塞不通，或胸中冲悸，不欲见明，或精神昏愦，错语善忘，或头疼壮热，或身体冷痛，时觉转筋，或少腹不仁，或髀腿顽痹，或百节挛急，或缓纵不随。症状不一，以其自脚得之，故均谓之脚气。而又有干湿之异，干脚气之状，血脉痞涩，皮肤痛痹，胫细酸疼，食减体瘦，脏腑秘滞，上冲烦闷。湿脚气之状，脚先肿满，或下注生疮，浸淫滋水，或上攻心腹，咳嗽喘急，面浮膝肿，见食呕吐。为病不同，盖阴阳体脏所分，其为风毒湿气则一，要当随其病症所在而治之。

脚气痹挛

脚气痹挛者，寒气多也。寒则筋急，热则纵；寒则脉闭，热则流。寒搏于筋脉，则挛痹不能转移，艰于步履，甚则不可屈伸也。

脚气脚膝肿痛

脚气脚膝肿痛，风寒湿气客于气血，不能宣通，则壅塞为肿，凝塞为痛。人之气血，得温则行，遇寒则止故也。又邪气初中，但在于下而未及乎上，所谓伤于湿者，下先受之也。疏导其下，固护其中，法斯善矣。

脚气少腹不仁

脚气少腹不仁，《金匮》云：脚气上入，少腹不仁，肾气丸

① 暑胜则地热……寒胜则地裂：语见《素问·五运行大论》。

主之①。盖湿淫之气，自下侵上，肾虚阳弱，不能御之，则渐入少腹而痹著不仁矣。肾气丸，理肾之气者也，肾气得理，邪气自下，而不仁者仁矣。

脚气上气

脚气上气者，风毒湿气循经上入于肺故也。肺主气而司呼吸，邪气入之，则气道奔迫，升降不顺，故令上气喘满，甚者不得偃卧也。

脚气冲心

脚气冲心之后②，令人心胸烦闷，呕吐气急，甚者脉绝不出欲死也。盖风湿毒气，初从足起，久而不治，则上冲心胃之分，最为急候。下气、除湿、泄毒，不可缓也。

脚气肿满渐成水状

脚气肿满渐成水状者，邪气上攻脾肾也。夫脾，土气也；肾，水气也。脚气者，清湿之疾，其气最易感于脾肾，同气相求之义也。脾受邪则湿气不行，肾受邪则水气不化，水湿二气，内外合邪，积而成满，闭而成胀也。

脚气差后复发

脚气差后，邪气未尽，正气未复，或触恼怒，或感风湿，则其疾复发，与前症往往相似，然与前法辄不应，要在随时令、审气体而治之。

---

① 脚气上入……肾气丸主之：《金匮要略·中风历节病脉证并治》作"崔氏八味丸治脚气上入，少腹不仁"。

② 后：《金匮翼》卷六《脚气之源》作"候"，义胜。

疫疠总论

圣王御世，春无愆阳，夏无伏阴，秋无凄风，冬无苦雨①，乃至民无夭札②，物无疵疠③。太和之气，弥漫乾坤，安有所谓瘟疫哉？然而《周礼》傩④以逐疫，方相氏⑤掌之，则瘟疫之由来，古有之矣。乡人傩，孔子朝服而致其诚敬。盖以装像为傩神，不过仿佛其形。圣人以正气充塞其间，使疫气潜消，乃位育之实功耳。古人元旦汲清泉以饮芳香之药，上巳⑥采兰草，以袭芳香气，重涤秽也。夫四时不正之气，感之者，因而致病，初不名疫也。因病致死，病气、尸气，混合不正之气，斯为疫矣。以故鸡瘟，死鸡；猪瘟，死猪；牛马瘟，死牛马。推之于人，何独不然。所以饥馑兵凶之际，疫病盛行。大率春夏之交为甚，盖温暑热湿之气交互结蒸，人在其中，无隙可避，病者当之，魄汗淋漓。一人病气，充足一室，况于连床并榻，沿门

---

① 春无愆阳……冬无苦雨：《春秋左传·昭公四年》中作"冬无愆阳，夏无伏阴，春无凄风，秋无苦雨"。

② 夭札：遭疫病而早死。

③ 疵（cǐ 呲）疠：疫病灾害。

④ 傩（nuó 挪）：古代的一种风俗，迎神以驱逐疫鬼。

⑤ 方相氏：官名。《周礼》谓为夏官之属，由武夫充任，职掌驱除疫鬼和山川精怪。

⑥ 上巳：汉以前以农历三月上旬巳日为"上巳"；魏晋以后，定为三月三日。旧俗此日在水边洗濯污垢，祭祀祖先。

阖境，共酿之气。益以出户尸虫①，载道腐墐②，燔柴掩席，委壑③投崖，种种恶秽，上涸苍天清静之气，下败水土物产之气。人受之者，亲上亲下，各从其类，有必然之势。如世俗所称大头瘟者，头面腮颐肿如瓜瓠者是也；所称捻颈瘟者，喉痹失音，颈大腹胀如虾蟆者是也原文名虾蟆瘟；所称瓜瓤瘟者，胸高胁起，呕汁如血水是也；所称杨梅瘟者，遍身紫块，忽然发如霉疮者是也原本无；所称疙瘩瘟者，发块如瘤，遍身流走，旦发夕死者是也；所称绞肠瘟者，肠鸣干呕，水泄不通者是也；所称软脚瘟者，便清泄白，足肿难移，即湿温遍行者是也。小儿痧痘尤多。以上疫证，不明证治，咸委劫运，良可伤悼。

又曰伤寒之邪，先行身之背，次行身之前，后行身之侧，由外廓而入。瘟疫之邪，则直行中道，流布三焦。上焦为清阳，故清邪从之上入；下焦为浊阴，故浊邪从之下入；中焦为阴阳交界，凡清浊之邪，必从此区分。甚者三焦相混，上行极而下，下行极而上。伤寒邪中外廓，故一表即散；疫邪行在中道，故表之不散。伤寒邪入胃腑，则腹满便坚，故可攻下；疫邪布在中焦，散漫不聚，下之复合，与治伤寒表里诸法大相悬殊。大抵治疫之法，未病前预饮芳香正气药，则邪不能入，此为上也。邪既入，急以逐秽为第一义。上焦如雾，升而逐之，兼以解毒；中焦如沤，疏而逐之，兼以解毒；下焦如渎，决而逐之，兼以解毒。营卫既通，乘势追拔，勿使潜滋，是为治疫要旨。

疫疠之邪，从口鼻而入，舍于伏脊之内，去表不远，附胃亦近，乃表里之分界，即为《内经·疟论》所谓横连膜原是也。

---

① 尸虫：滋生在腐烂尸体上的虫。
② 腐墐（jìn 进）：腐烂的尸体。
③ 委壑：指尸体填满沟壑。

感之浅者，或俟有触而发；感之深者，中而即病。其始阳格于内，营卫运行之机阻遏于表，逐觉凛凛恶寒，甚则四肢厥逆，至阳气困郁而通，厥回而中外皆热，昏昧不爽，壮热自汗，此时邪伏膜原，纵使有汗，热不得解，必俟伏邪已溃，表气潜行于内，精气自内达表，表里相通，振栗大汗，邪方外出。此名战汗，脉静身凉而愈也。若伏邪未尽，必复发热，其热有久有浅，因所感之轻重，与元气之盛衰也。要皆始先恶寒，既而发热，至于发出，方显变证。其症或从外解，或从内陷，外解则易，内陷则险。更有先后表里不同，有先表后里者，有先里后表者，有但表而不复里者，有但里而不复表者，有表而里再表者，有里而表再里者，有表里分传者，有表多于里者，有里多于表者，此为九传。从外解者，或发烦，或战汗，自汗；从内陷者，胸膈痞闷，心下胀满，腹痛，燥结便闭，热结旁流，协热下利，或呕吐恶心，谵语舌黄，及黑苔芒刺等症。因症用治，脉不浮不沉而数，尽夜皆热，日晡益甚，头疼身痛，不可用辛热药汗之，又不可下，宜用达原饮以透膜原之邪而为当也。若见各经，加入引各经药，不可执滞。感之轻者，舌苔亦薄，脉亦不甚数，如此者，必从汗解。如不能得汗，邪气盘错于膜原，表里不相通达，未可强汗，衣被逼汗，汤火劫汗也。感之重者，舌上苔如腻粉，药后反从内陷，舌根先黄，渐至中央，此邪渐入胃也，前方加大黄下之。若脉长洪而数，汗多大渴，此邪气适离膜原，欲表未表，白虎汤证也。如舌上纯黄色，兼见里证，此邪已入胃，乃承气汤证也。有两三日即离膜原者，有半月十日不传者，有初得之四日，厌厌聂聂①，至五六日，陡然势张者。凡元气胜者，毒易传化，元气薄者，邪不易化，即不易传，不传则邪不去，淹留日久，愈沉愈伏，因误进参芪愈壅愈固，不死不休矣。

温疫大法

瘟疫之病，近代诸家多与温病同论，以其声称之同，与病形之似也。然而瘟疫者，天地之疠气也，最为恶毒，感之而病者，往往致死，其甚者，致于灭门。若冬春间之温病，苟调治得理，则未必致死，亦必不传染多人，故其方法，宜应别论。且也岁运有太过不及之殊，天时有恒雨恒旸②之异。是以疫疠之行，亦有表里寒温热湿之分，其可以一概论哉？约而言之，计有三门：若其表里俱病而盛于表者，则有东垣普济消毒之法；若其病不在表，又不在里，而独行中道者，则用吴又可达原饮之法；若其表热既盛，里证复急，治表治里，救疗不及者，则用陶尚文三黄石膏汤之法，此瘟疫入手法门也。亦有邪气独盛于表，而里无热证者，则活人败毒散之治也。亦有寒湿独行，而病在肌皮胸膈者，则东坡圣散子之证也。合前三法，共为五法。以余所见，则未有不兼里者，而有寒湿而无蓄热，亦十中未得其一二也。然而法不可不备，惟用之者得其当耳，因并录五方于下，以见瘟疫之端如此。其病稍久，或六七日，或十余日，热深不解者，则同伤寒、温热治之。

① 厌厌聂聂：精神不振、虚弱无力的样子。厌厌，精神不振貌。聂聂，轻虚平和貌。

② 旸（yáng 阳）：晴；晴天。

鬼疰

五　尸

　　恶气所发，一病而五名也。其症令人寒热淋沥，沉沉默默，无处不恶。或腹痛胀急，不得气息，上冲心胸，及攻两胁，或磈魂①踊起，或挛引腰脊是也。其得之疾速，如飞走状者，名曰飞尸；停遁不消，去来无时者，名曰遁尸；沉瘤在人脏腑者，名曰沉尸；冲风则发者，名风尸；隐伏积年不除者，名伏尸。然虽有五者之名，其为鬼恶邪气则一也，亦可通一法治之。

　　《本事方》云：飞尸者，游走皮肤，穿脏腑，每发刺痛，变作无常；遁尸者，附骨入肉，攻凿血脉，每发必不可得近，见尸丧、闻哀哭便发；风尸者，淫跃四肢，不知痛之所在，每发昏沉，得风雪便作；沉尸者，缠骨结脏，冲心胁，每发绞切，遇寒冷便作；沉尸者，举身沉重，精神错杂，常觉昏废，每节气致变，辄成大恶。并宜用太乙神精丹，及苏合香丸，及忍冬叶锉数斛②，煮令浓，取汁煎之，如鸡子大一枚，日三③。

诸　疰

　　疰者，住也，邪气停住而为病也。皆因精气不足，邪气乘之，伏于筋脉，流传脏腑，深入骨髓，经久不已，时发时止，令人昏闷，无不痛处。其因风邪所触者，则为风疰；临丧哭泣，死气所感者，则为尸疰；鬼邪所击者，为鬼疰；其风疰之去来击痛，游走无常者，又为之走疰。其他又有气血温凉劳泄等疰

---

　　① 磈魂（leǐkuǐ 磊愧）：众石累积貌，比喻胸中气郁不平。
　　② 斛：古代量器名。一斛为十斗。
　　③ 飞尸者……日三：语出《普济本事方》卷第七《诸虫飞尸鬼疰》。

之名，病各不同，其为停住不去则一也。详见《千金》《外台》《圣济》诸书。

鬼迷鬼击

鬼迷者，心气不足，精神衰弱，幽阴之气，乘虚而感，令人喜怒不常，情思如醉，或狂言惊怖，向壁悲啼，梦寐多魇，与鬼交通，乍寒乍热，腹满短气，不食。诊其脉，人迎气口乍大乍小，乃鬼魅所持之候也。鬼击之病，得之无渐，卒著人如矛戟所伤，令人胸胁腹满急痛，不可按抑，或即吐血，或即下血，轻者获免，重者或致不救。治宜符禁之法，兼辟邪安正之剂。

黄　疸

黄　疸

已食如饥，但欲安卧，一身面目及爪甲、小便尽黄也。此为脾胃积热，而复受风湿，瘀结不散，湿热蒸郁，或伤寒无汗，瘀热在里所致。是宜分别湿热多少而治之，若面色微黄，而身体或青黑赤色皆见者，与纯热之症不同，当于湿家求之。

酒　疸

小便不利，心中懊侬而热，不能食，时时欲吐，面目黄，或发赤斑。由大醉当风入水所致。盖酒湿之毒，为风水所遏，不得宣发，则蒸郁为黄也。

女劳疸

色欲伤肾得之。《金匮》云：额上黑，微汗出，手足心热，薄暮即发，膀胱急，小便自利，名曰女劳疸①。盖黄疸热生于脾，女劳疸热生于肾，故黄疸一身尽黄，女劳疸身黄额上黑也。仁斋云：脾与肾俱病为黑疸。

阴 黄

病本热而变为阴，非阴症能发黄也。韩祗和云：病人三五日，服下药太过，虚其脾胃，亡其津液，渴饮水浆，脾土为阴湿所加，与热邪相会发黄，此阴黄也，当以温药治之。如两手脉沉细迟，身体逆冷，皮肤粟起，或呕吐，舌上有苔，烦躁欲坐卧泥水中，遍身发黄，小便赤少，皆阴候也②。

谷 疸

始于风寒，而成于饮食也。《金匮》云：风寒相搏，食谷即眩，谷气不消，胃中苦浊，浊气下流，小便不通。阴被其寒，热流膀胱，身体尽黄，名曰谷疸③。又云：谷疸之为病，寒热不食，食即头眩，心胸不安，久久发黄为谷疸，茵陈蒿汤主之④。

虚 黄

病在中气之虚也，其症小便自利，脉息无力，神思困倦，言语轻微。或怔忡眩晕，畏寒少食，四肢不举，或大便不实，小便如膏。得之内伤劳役，饥饱失时，中气大伤，脾不化血，而脾土之色自见于外。《金匮》云：男子痿黄，小便自利，当与

---

① 额上黑……女劳疸：语见《金匮要略·黄疸病脉证并治》。
② 病人三五日……皆阴候也：语出《伤寒微旨论》卷下《阴黄证篇》。
③ 风寒相搏……谷疸：语见《金匮要略·黄疸病脉证并治》。
④ 谷疸之为病……茵陈蒿汤主之：语见《金匮要略·黄疸病脉证并治》。

虚劳小建中汤①。又《略例》云：内伤劳役，饮食失节，中州变寒之病而生黄者，非伤寒坏证，而只用建中、理中、大建中足矣，不必用茵陈也。

表邪发黄

即伤寒证也。东垣云：伤寒当汗不汗，即生黄。邪在表者，宜急汗之；在表之里，宜渗利之；在半表半里，宜和解之；在里者，宜急下之。在表者，必发热身痛；在里者，必烦热而渴。若阳明热邪内郁者，必痞结胀闷也。

急　黄

卒然发黄，心满气喘，命在顷刻，故名急黄也。有初得病，身体面目即发黄者；有初不知黄，死后始变黄者。此因脾胃本有蓄热，谷气郁蒸，而复为客气热毒所加，故发为是病也。古云：发热心颤者，必发为急黄。

情志卧梦

神　病

动植之物，一有其形，则形之至精至粹之处，即名曰心。动物之心者，形若垂莲，中含天之所赋，虚灵②不昧之灵性也。植物之心者，即中心之芽，中含天之所赋，生生不已之生意也。此形若无此心，则形无主宰，而良性生意，亦无着落矣。此心若无良性生意，则心无所施用，不过是一团死肉，一枯草木之芽耳。盖人虽动物之贵，而其中含良性，与一切动物皆同，本

---

① 男子痿黄……虚劳小建中汤：语出《金匮要略·黄疸病脉证并治》。男子萎黄，《金匮要略》中作"男子黄"。

② 虚灵：宁静而智慧。

乎天真也。天真之气，分而言之，为精气神，故曰以精为体，以神为用也。合而言之，浑然一气，故曰天真一气，精神之祖也。此论神之名义。

魂，阳之灵，随神往来；魄，阴之灵，并精出入。盖神机不离乎精气，亦不杂乎精气，故曰妙合而有也。故指神而言，则神超乎精气之外；指精气而言，则神寓于精气之中。意者，心神之机，动而未形之谓也。志者，意所专注也。思者，志之变动也。虑者，以思谋远之谓也。智者，以虑处物之谓也。此皆识神变化之用也。此论神之变化。

五脏所藏七神，心藏神，脾藏意与智，肺藏魄，肝藏魂，肾藏精与志也。五脏所生七情，心生喜，肝生怒，脾生忧思，肺生悲，肾生恐也。气和则志达，故生喜笑；气暴则志愤，故生恚怒。系心不解散，故生忧思；悽心则哀苦，故生悲哭。内恐外触非常事物，故生恐惧惊骇也。此论五脏神情。

惊悸、怔忡、健忘、恍惚、失志、伤神等病，皆因心虚胆怯，诸邪得以乘之也。心气热者，先用朱砂安神丸以清之，其余虚实诸邪，则当与虚损、九气、癫痫、痰饮等门合症拣方，自有效法之处。

恐畏不能独自卧者，皆因气怯胆虚也，宜仁熟散老酒调服。此论神病治法。

九　气

一气流行，不为邪触，何病之有？若为寒触，外束皮肤，腠理闭，其气收矣，即寒病也。炅，火也。若为火触，热蒸汗出，腠理开，其气泄矣，即暑病也。若为喜触，喜则气和志达，其气缓矣。素中虚极者，缓则气散，即暴脱也。若为劳触，劳则喘息，且汗出，其气耗矣，即劳倦也。若为思触，心有所存，气留不行，其气结矣，即郁气也。若为怒触，怒则气逆，甚呕血，其气上矣；上极而下，乘脾之虚，则为飧泄也。若为恐触，恐则精却，伤精志，其气下矣。若为惊触，心无所依，神无所归，虑无所定，其气乱矣。怔忡，心动不安之病也。若为悲触，心肺气戚，荣卫不散，其气消矣。凡此九气丛生之病，壮者得之，气行而愈；弱者得之，气著为病也。此九气之总括。

短气者，气短而不能续息也；少气者，气少而不能称形也，皆为不足之症。气痛者，气为邪阻，气道不通，或在经络，或在脏腑，攻冲走注疼痛也。上气，乃浊气上逆；下气，为清气下陷。气郁者，或得于名利失志，或得于公私怫情，二者之间也。浊气上逆，苏子降气汤；清气下陷，补中益气汤，甚者加诃子、五味子。然清气下陷，下气不甚臭秽，惟伤食下气，其臭甚秽，乃肠胃郁结，谷气内发而不宣通于肠胃之外。郁在胃者，上噫气也；郁在肠者，下失气也。此诸气之辨证。

寒者热之，麻黄、理中是也。热者寒之，白虎、生脉是也。结者散之，越鞠、解郁是也。上者抑之，苏子降气是也。惊者平之，镇心、妙香是也。喜以恐胜，悲以喜胜，以情治情是也。劳者温之，短气少气者补之，保元四君是也。此诸气之治法。

不得卧

平人不得卧，多起于劳心思虑，喜怒惊恐，是以举世用补心安神药，鲜克有效。曷知五志不伸，往往生痰聚饮。饮聚于胆，则胆寒肝热，故魂不归肝而不得卧，是以《内经》用半夏汤涤其痰饮，则阴阳自通，其卧立至。亦有不专主胆病，因病不得卧者，当详所因而治之。

如病后虚弱，或年高人血衰不寐，宜六君子加枣仁。

虚劳烦热不得眠，酸枣仁汤，或枣仁、生地煮汁服。

大病后虚烦不得眠，竹叶石膏汤。

水停心下不得眠，茯苓甘草汤。

妇人不得眠，肥盛多郁者吐之，从郁结痰火治。大抵胆气宜静，浊气痰火扰之则不眠，温胆汤用猪胆汁炒半夏曲，加柴胡、炒枣仁立效。盖惊悸健忘失志，心风不寐，皆是痰涎沃心，以致心气不足。若凉心太过，则心火愈微，痰涎愈盛，惟以理痰顺气为第一义，导痰汤加石菖蒲。

有寐中觉魂魄飞荡，惊悸，通夕不得安眠，是肝虚受邪也。其人易怒，魂不归肝，是以飞扬，独活汤、珍珠母丸次第服之。

喘不得卧，以喘法治之。

厥不得卧，以脚气法治之。

虚劳咳嗽，形脱不得卧，不可治。

烦不得卧，诸药不效者，栀子豉汤下朱砂安神丸，不应；用益元散加牛黄，更不应，虚火用事也；补中益气汤下朱砂安神丸，间进六味丸，恒服方效。有病久余热不止，久不得卧者，六味丸滋其真阴，自然热止安卧矣。

脉数滑有力不眠者，中有宿滞痰火，此为胃不和则卧不安也。心下硬闷，属宿滞，用半夏、白术、茯苓、川连、枳实。

病后及汗下后与溃疡不得眠，属胆虚，人参、茯苓、炒枣仁、陈皮、麦冬、圆眼肉①为主。有火，脉数口干，加知母、川连、竹茹；心烦，用炒黑山栀。

多卧嗜卧

胆虚不眠，寒也，炒枣仁为末，醇酒调服。胆实多卧，热也，生枣仁为末，茶清调服。

---

① 圆眼肉：龙眼肉。

东垣云：脉缓怠惰，四肢不收，或大便泄泻，此湿胜也①，从胃苓汤。

食入则困倦，精神昏冒而欲睡者，脾虚也，六君子加曲、蘗、山楂。

时值秋燥，怠倦嗜卧，兼见肺病，沥淅恶寒，不嗜食者，此阳气不伸也，升阳益胃汤。

梦

《周礼》六梦：一曰正梦，谓无所感而自梦也；二曰噩梦，有所惊愕而梦也；三曰思梦，因于思忆而梦也；四曰寤梦，因觉时所为而梦也；五曰喜梦，因所喜好而梦也；六曰惧梦，因于恐畏而梦也。又，好仁者，多梦松柏桃李；好义者，多梦金刀兵铁；好礼者，多梦簠簋②笾豆③；好智者，多梦江湖川泽；好信者，多梦山岳原野。役于五行，未有不然者，是皆梦之因也。至其变幻之多，五行之化，本自无穷，而梦造于心，其原则一。盖心为君主之官，神之舍也，神动于心，则五脏之神皆应之，故心之所至即神也，神之所至即心也。第④心帅乎神而梦者，因情有所著，心之障也。神帅乎心而梦者，能先兆于无形，神之灵也。夫人心之灵，无所不至，故梦象之奇，亦无所不见，诚有不可以言语形容者。惟圣人能御物以心，摄心以性，则心同造化，五行安得而役之。故至人⑤无梦也。

---

① 脉缓怠惰……此湿胜也：语本《脾胃论》卷上《脾胃胜衰论》。

② 簠簋（fǔguǐ辅鬼）：两种盛黍稷稻粱之礼器。簠，古代祭祀时盛稻粱的器具。簋，古代盛食物的器具，圆口，双耳。

③ 笾（biān边）豆：古代祭祀及宴会时常用的两种礼器。竹制为笾，木制为豆。

④ 第：如果。

⑤ 至人：指思想或道德修养高尚的人。

五窍病

耳

耳者，肾之窍，而胆与胃之脉所过之处也。故其病亦有数种，有气厥而聋者，有肾虚而聋者，有风火壅闭肿痛，或鸣或聋者，有热气乘虚，随脉入耳，而为脓耳者，有耳出津液，结核塞耳，而为耵耳者。又有左聋右聋，左右俱聋之异。左聋者，有所忿怒过极，则动少阳胆火，故从左起，以龙荟丸主之；右聋者，多因色欲过度，致动少阴相火，故从右起，以六味地黄丸主之。左右俱聋，因醇酒厚味无节，则动阳明胃火，故从中起，以通圣散、滚痰丸主之。统三者而论之，忿怒致耳聋者，为尤多也。

风聋

风聋者，经气虚而风乘之，正气不通，风邪内鼓，则耳中引痛，牵及头脑，甚者聋闭不通也。

厥聋

厥聋者，经脉气厥而聋也。巢氏云：脏腑气逆，名之为厥。厥气相搏，入于耳之脉，则令聋。手少阳之脉动而气厥者，其候耳内辉辉焞焞①也。手太阳厥而耳聋者，其候聋而耳内气满。然厥聋之候，大都肝胆气逆所致，其证必起于卒暴之间，盖肝胆并善逆，而其气多暴也。以龙荟丸泻肝胆、降逆气，中有辛香，并能通窍也。

肾虚耳聋

肾藏精而气通于耳，肾虚精少，其气不通于上，则耳聋不

---

① 焞（tūn 吞）焞：盛大貌。

聪，《经》曰精脱者，耳聋①是也。其候颊颧色黑，瘦悴力疲，昏昏愦愦，因劳则甚，亦谓之劳聋。

脓耳盯耳

《直指》云：热气乘虚，随脉入耳，脓汁时出，谓之脓耳。治宜蔓荆子散，外用石香散，绵缠竹拭耳糁②之。又耳间有津液，轻则不能为害，风热搏之，津液结鞟③成核塞耳，令人暴聋，谓之盯耳。治宜四物加羌活、柴、芩、连翘、元参等分，外用塞药，薄绵裹入耳，令润即挑出。

耳鸣

《经》云：耳者，宗脉之所聚也，故胃中空则宗脉虚，虚则下溜，脉有所竭，故耳鸣④。又云：液脱者，脑髓消，胫酸耳数鸣⑤。凡此皆耳鸣之属虚者也。《经》云：太阳所谓耳鸣者，阳气万物盛上而跃，故耳鸣也⑥。又云：厥阴之胜，耳鸣头眩⑦。少阳所至为耳鸣，治以凉寒。凡此皆耳鸣之属实者也。

王汝明曰：耳鸣如蝉，或左或右，或时闭塞，此是痰火上升，郁于耳中而鸣，郁甚则闭塞矣。又有先因痰火，继感恼怒，怒则气上，少阳之火客之，亦耳鸣也⑧。

喻嘉言曰：凡治高年肾气逆上而耳鸣，当以磁石为主，以其重能达下，但性主下吸，不能制肝木之上吸，更以地黄、龟

① 精脱者耳聋：语见《灵枢·决气》。

② 糁（sǎn 伞）：粘。

③ 鞟（bào 报）：硬结。

④ 耳者……故耳鸣：语见《灵枢·口问》。

⑤ 液脱者……耳数鸣：语本《灵枢·决气》。胫，原作"筋"，据改。

⑥ 太阳所谓耳鸣者……故耳鸣也：语出《素问·脉解》。

⑦ 厥阴……头眩：语见《素问·至真要大论》。胜，原作"脉"，据改。

⑧ 耳鸣如蝉……亦耳鸣也：语本《张氏医通·耳》。

胶群阴之药辅之，五味、山萸之酸以收之，令阴气自旺于本宫，不上触于阳窍，由是空旷无碍，岂更艰于远听哉①。

目

《经》曰：五脏六腑之精气，皆上注于目而为之精。精之窠为眼，气之精白眼，筋之精黑眼，骨之精为瞳子，血之精为络，肌肉之精为约束，即眼胞也。裹撷筋骨血气之精，而与脉系上属于脑，后出于项中②。因经热蒸开腠理，故风邪得以入之，风热之邪合，上攻于目，赤肿疼痛，轻者则为外障，或暴生云翳，重者则积热之甚，陡然痛伤睛也。

外障

风热上攻，目赤肿痛多泪，隐涩难开，火眼也。肿而硬者，属热盛也，宜先下之；肿而软者，属风盛也，宜先发散。两睑上下，初生如粟，渐大如米，或赤或白，不甚疼痛，谓之睑生风粟。两睑粘睛，赤烂痒痛，经年不愈，谓之烂弦风，又名赤瞎。睑内如鸡冠蚬肉翻出，视物阻碍，痛楚羞明，谓之鸡冠蚬肉。此皆脾经风热为病也。两眦筋膜努出，谓之努肉攀睛。两眦赤脉渐渐侵睛，谓之赤脉贯睛。两眦混赤如朱，痛如针刺，谓之血灌瞳人。两眼痒痛，忽然突起，谓之突起睛高。目中大痛，忽生翳膜，状如旋螺，谓之旋螺尖起。目中大痛，忽然瞳睛努如蟹目，谓之蟹睛疼痛，又名损翳。此皆肝心二经积热也。两睑燥急，睫毛倒刺，谓之倒睫拳毛。两目冲风，泪出涓涓，

---

① 凡治高年……岂更艰于远听哉：语本《寓意草·面论大司马王岵翁公祖耳鸣用方大意》。

② 五脏六腑之精气……后出于项中：语出《灵枢·大惑论》。肌肉，原作"眦月"。《医宗金鉴》卷四十三《眼目总括》作"眦肉"，《灵枢·大惑论》作"肌肉"，据改。

冬月尤甚，谓之迎风流泪。两目连眦痒极不痛，谓之风痒难任。目中从下忽生黄膜，侵睛疼痛，谓之黄膜上冲。目中从上忽生赤膜，垂下遮睛，谓之赤膜下垂，又名垂帘翳，此皆心、肝、脾三经风热为病也。

内障

内障之病，每因头风、五风①变成，初病瞳珠渐渐变色，睛里隐隐似翳，或白或黄或绿，虽与不患之眼相似，然无精彩光明射人。病头风者，发则头痛引目无泪，或左目，或右目，或先②右目，相注不定，如坐暗室之中，此头风伤目之渐也。绿风者，头旋，两角连鼻相牵引目疼痛，时或起白花红花，此绿风伤目之渐也。黑风者，证同绿风，时时见起黑花，此黑风伤目之渐也。乌风者，亦同黑风，但不旋晕而见乌花，渐渐昏暗，此乌风伤目之渐也。黄风者，久病雀目，瞳睛金色，此黄风伤目之渐也。青风者，头微旋，不痒不痛，但见青花转转，日渐昏蒙，此青风伤目之渐也。

内外障治

外障目病，子和曰：目不因火不病。所以五轮变赤，气轮白睛，火乘肺也；肉轮目胞，火乘脾也；风轮黑睛，火乘肝也；水轮瞳人，火乘肾也；血轮两眦，火自甚也。故能治火者，一句便了也③。治火之法，在药则咸寒，吐之下之；在针则神庭、上星、囟会、前项、百会刺之。翳者可使立退，痛者可使立已，昧者可使立明，肿者可使立消矣。内障目病，虽亦无寒，然有

---

① 五风：即青风、绿风、黄风、乌风、黑风。

② 先：原作"后"，据文义改。

③ 目不因火不病……一句便了也：语见《儒门事亲》卷一《目疾头风出血最急说》。

虚也。虚或兼热，亦属虚热，故不赤肿疼痛，如不病眼人，但不精彩光明也。心虚则神不足。神者，火也。火内暗而外明，故不能外鉴而失其光明也。肾虚则精不足。精者，水也。水外暗而内明，故不能内照而失其光明也。心虚者，则养心神，肾虚者，则壮肾水，自可收功于不明也。其五风内变诸翳，如圆翳、水翳、清翳、涩翳、散翳、横翳、浮翳、沉翳、偃月、枣花、黄心、黑风等翳，俱列在眼科方书，自有治法，难以尽述，此特其大概耳。

鼻

《经》曰：胆移热于脑，则为辛颊①鼻渊。鼻渊者，浊涕下不止也②。王注曰：胆液不澄，则为浊涕不已如水泉者，故曰鼻渊。此为足太阳与阳明脉俱盛也，可与防风通圣散加黄连、薄荷。夫足太阳主表之风寒，足阳明主里之热，云太阳阳明俱盛者，谓表邪与里热搏结，久之寒亦化热，郁伏于脑颊而不解也。

鼻塞不闻香臭，或但遇寒月便塞，或略感风寒亦塞，不时举发者，世俗皆以为肺寒，而用解表辛温通利之药不效。殊不知，此是肺经多有火邪，郁甚则喜见热，而恶风寒，故遇寒便塞，偶感便发。治法清金降火为主，而佐以通利之剂。若时常鼻塞不闻香臭者，只作肺热治之，泻火消痰，或丸药噙化，或末药轻调，缓服久服无不效。若平素原无鼻塞之病，一时偶感风寒，而致鼻塞声重，或流清涕者，只作风寒治之。

口　齿

口舌生疮，其候有二：一者心胃有热，气冲上焦，熏发口

---

① 颊（è 俄）：鼻梁。
② 胆移热于脑……下不止也：语出《素问·气厥论》。

舌。其症口臭作渴，发热饮冷是也，外台含煎主之。一者胃虚食少，肾水之气逆而承之，则为寒中，脾胃虚衰之火，被迫上炎，作为口疮。其症饮食少思，大便不实，或手足逆冷，肚腹作痛，《经》曰岁金不及，炎火乃行，复则寒雨暴至，阴厥①乃格，阳反上行，民病口疮②是也。宜附子理中汤，参、术、甘草补其中，干姜、附子散其寒，使土温则火自敛也。

按：《圣济》论口疮，有实有虚，实则清之，虚则温之，最为明晰。然二者之外，又有肾虚火动一症，而肾虚之候，又有二端：一者肾脏阴虚，阳无所附，而游行于上者，宜六味之属壮水恋火；一者肾脏内寒，阳气不安其宅，而飞越于上者，宜七味、八味之属温脏敛阳也。虽有元脏阴火上攻口舌之说，乃用巴戟、白芷、良姜等味，殊未妥协，惟附子蜜炙含咽，差为可耳。

口舌生疮糜烂，名曰口糜，乃心、脾二经蕴热深也。平人口淡，故曰脾和。口出气臭，则为胃热。不因食五味而口内溢酸味者，乃肝热淫脾也。苦味者，心热淫脾也；甘味者，本经热自淫也；辛味者，肺热淫脾也；咸味者，肾热淫脾也。木舌，谓舌肿硬不痛也；重舌，谓舌下肿似舌也；舌肿，谓舌肿大也；唇肿，谓唇肿痛厚也；唇疮，谓唇③肿溃裂成疮也；紧茧唇，谓唇紧小燥裂也。以上诸症，皆属心、脾、胃经蕴热，若暴发赤肿痛甚，多为实热，宜以凉膈散之属急下其热，可即愈也。若日久色淡疮白，时痛不痛，每属虚热，宜清心莲子饮、知柏四物汤补中兼清可也。或服凉药久不愈者，以七味地黄汤冷服，

---

① 阴厥：原作"厥阴"，据《素问·气交变大论》乙正。

② 岁金不及……民病口疮：语本《素问·气交变大论》。

③ 谓唇：原作"唇谓"，据《医宗金鉴·杂病心法要诀》卷四十三《牙齿口舌总括》乙正。

引火归原。不效，甚者加附子，可立愈也。

牙齿者，骨之所终，髓之所养也。又手足阳明之支脉入于齿，故骨髓之气不足，与夫阳明之脉虚，不能有所滋养，于是乎有牙齿之疾。其候甚多，治疗之法，固不可略也。若阳明脉虚，风冷乘之而痛者，谓之风痛；虫居齿根，侵蚀不已，传受余齿而痛者，谓之虫痛；若足少阴脉虚，不能荣养于骨，因呼吸风寒，或饮漱寒水而痛者，谓之肾虚齿风痛。风痛者，齿龈多肿或赤，得风则痛愈甚；虫痛者，齿龈有窍，甚则摇动宣露；虚痛者，悠悠戚戚①，无甚大痛，而亦久而不已也。亦有肾虚阴火上冲作痛者，其候手足冷，腰膝软痛，气上冲，头面热，色赤，颈筋粗大，舌不大赤，龈不甚肿，七味汤加骨碎补、牛膝治之。一服如神。

牙齿者，骨之余，属乎肾也。若无齿长，疏豁而动，则为肾衰愈也。上牙龈属足阳明，下牙龈属手阳明，牙痛皆牙龈作痛。惟寒牙痛，则为客寒犯脑，多头连齿痛，为寒邪也，故喜热饮，不肿不蚀也。余者皆为胃火、邪风、湿热。火牙疼，多肿，喜饮冷，得寒则更疼者，雠仇②之意也。虫牙则一牙作痛，蚀尽一牙，又蚀一牙作痛也。

胃火牙痛，赤肿出血者，则为血分，宜用清胃散。若肿痛牙龈不出血者，则为气分，宜加荆、防、细辛以散其热。若肠胃积热，肿痛烂臭，宜用凉膈散加升麻、石膏以下其热可也。

不甚肿痛，不怕冷热，为风牙痛，宜用温风散。不肿痛甚，喜饮热汤，为寒牙痛，宜本方加羌活、麻黄、附子温散之，二

---

① 悠悠戚戚：疼痛绵长，时发急促。

② 雠（chóu 绸）仇：仇敌。

方俱服一半，含漱一半，连涎吐之，自好也。

凡诸牙痛，均宜一笑丸、玉池散，虫牙亦宜。

杂 病

痧①

《玉衡》曰：先吐泻而心腹疗痛者，从秽气而发者多。先心腹疗痛而吐泻者，从暑气而发者多②。然吐泻之霍乱，乃暑秽伤人气分，宜用油盐刮其皮肤，则痧不内攻。若心胸胀闷，腹中疗痛，或如板硬，或如绳缚，或如筋吊，或如锥刺刀刲③，虽痛极而不吐泻者，名干霍乱。乃邪已入营，宜以针刺出血，则毒有所泄，然后再审其因而药之。若痧胀已极，难于刮刺者，又必先以药救醒，乃可以回生。明此三法，庶可十全。

王晋三曰：痧者，寒热之湿气，皆可以为患。或四时寒湿，凝滞于脉络；或夏月湿热，郁遏于经隧；或鼻闻臭气，而阻逆经气；或内因停积，而壅塞腑气，则胃脘气逆，皆能胀满作痛，甚至昏愦欲死。西北人以杨柳枝醮热水鞭其腹，谓之打寒痧。东南人以油碗或油线刮其胸背、手足内胻④，谓之刮痧，以碗锋及扁针刺舌下、指尖，及曲池、委中出血，谓之鎙⑤痧。更服玉枢丹等以治其内，是皆内外达窍，以泄其气，则气血得以循度而行，其胀即已。实即霍乱耳，非另有痧邪也。雄⑥按：

---

① 痧：中暑、霍乱等急性病。

② 先吐泻……从暑气而发者多：语出《痧胀玉衡·玉衡要语·痧原论》。

③ 刲（kuī 亏）：割。

④ 胻（héng 恒）：小腿。

⑤ 鎙（shuò 烁）：长矛，引申为刺法。

⑥ 雄：王士雄，字孟英，清代医家。著有《温热经纬》《霍乱论》。

方书从无痧证之名①。惟干霍乱，有俗呼绞肠痧者。是世俗之有痧，不知起于何时也。至《医说》始载叶氏用蚕退纸治痧之法，以蚕性豁痰，祛风利窍，其纸已经盐腌，而顺下最速也。乃江民茎误为解佚证，虽为杭董浦所讥，然亦可见从前痧证不多，故古人皆略而不详也。迨国初时，其病渐盛，自北而南，所以又有满洲病与番痧之名。郭氏因龚云林青筋之说，而著《痧胀玉衡》一书，推原极变，其说甚辨，而痧之证治乃备。石顽复分臭毒、番痧为二者，谓恶毒疠气，尤甚于秽邪也。晋三又辨痧即外邪骤入，阻塞其正气流行之道之谓，而痧之病义益明。至情志多郁之人，稍犯凉热，即能成痧，且不时举发，亦由气血失其宣畅也。右陶虽有截痧方，而用药殊乖。江氏以香附、芩、栀、抚芎②为剂，较为合法。其诸痧名状，《玉衡》书具在，不多赘。长洲龙青霖《脉学聊珠》云：痧胀之证，多属奇经，盖奇经为十二经之支流也。五脏之清气不升，六腑之浊气不降，譬犹五湖四渎，漫溢泛滥，尽入江河，而清浊已混，更水甚土崩，泥沙浑扰，流荡不清，井腧壅塞，故其病有痧胀之名。痧胀者，犹沙涨也，总由十二经清浊不分，流溢入奇经，而奇经脉现，则为痧证也。邪气滞于经络，与脏腑无涉，不当徒以药味攻脏腑，宜先用提刮之法及刺法，使经络既通，然后用药，始堪应手也。雄案：此说似创而实确，然经络既通，虽不药可愈，特虑邪已渐及腑脏，则刮刺不足了事，譬如险要为贼所据，不可徒讲防堵也。

---

① 方书从无痧证之名：语出《湿热病篇》。
② 抚芎：又名荼芎，现与川芎混用。

卷 七

经 候

《易》曰：乾道成男，坤道成女①。女子属阴，以血为主，故女科治法，首重调经。经，常也，如潮汐之有信，如月之盈亏，不愆其期，故曰经水，又曰月事，又曰月信。《内经》云：太冲脉盛，月事以时下②。景岳云：冲为五脏六腑之海，脏腑之血，皆归冲脉。可见冲脉为月事之本也。然血气之化，由于水谷，水谷盛则血气亦盛，水谷衰则血气亦衰。是水谷之海，又在阳明，可见冲脉之血，又总由阳明水谷所化，而阳明胃气，又为冲脉之本也。故月经之本，所重在冲脉，所重在胃气，所重在心脾生化之源耳。心主血，脾统血，肝藏血。凡伤心、伤脾、伤肝者，均能为经脉之病。《内经》曰：二阳之病发心脾，有不得隐曲，女子不月，其传为风消，其传为息贲者，死不治③。不得隐曲，言情欲不遂而发病心脾也。风消者，发热消瘦，胃主肌肉也。息贲者，喘息上奔，胃气上逆也。此虽言病发心脾，而实重在胃气，因心为胃之母，胃为脾之腑也。《内经》又曰：有病胸胁支满者，妨于食，病至则先闻腥臊臭，出清液，先唾血，四肢清，目眩，时时前后血，病名血枯。此得之年少时有所大脱血，若醉入房中，气竭肝伤，故月事衰少不

---

① 乾道……成女：语见《易经·系辞上传》。
② 太冲……以时下：语见《素问·上古天真论》。
③ 二阳之病……死不治：语见《素问·阴阳别论》。

来也①。治之以四乌贼骨一藘茹②，二物并合之，丸以雀卵，大如小豆，以五丸为后饭，饮以鲍鱼汁，利肠中及伤肝也③。此段经文，全重在气竭肝伤四字，为通节之纲旨。胸胁，肝部也；支满，肝病也。妨于食，木邪凌土也，病则先闻腥臊臭。脾喜芳香，今脾土为木邪凌虐，病则先闻腥臊，乃肝之旺气也。出清液，脾虚不能敷化水精也。先唾血，脾伤不能统运营血也。四肢清，阳衰不能旁达四末也。目眩，阳不充而水上溢于经也。前后血，阴受伤而血内溢于络也。血枯，内有干血，血不归经而结胞门也。良由年少不禁，气竭肝伤而致月事衰少或不来也。治以乌贼骨四分，取其味咸走肾，性温达肝，配以藘茹一分，取其辛散内风，温去恶血。二物并合，功专破宿生新。丸以雀卵，取其温补助阳，能调子脏精血。以五丸为后饭者，先药后饭，使药徐行下焦，乃贵专功，五丸不为少也。饮以鲍鱼汁，利肠垢，和肝伤，取其臭秽之味，佐④乌贼骨而辟宿积之血也。《金匮要略》言调经之法甚详，后世如王节斋、薛立斋诸贤，论证透彻，用方⑤精切，俱可为程式，兹不具赘。又观叶香岩案，奇经八脉，固属扼要，其次最重调肝。因女子以肝为先天，阴性凝结，易于拂郁，郁则气滞血亦滞。木病必妨土，故次重脾胃。余则血虚者养之，血热者凉之，血瘀者通之，气滞者疏之，气弱者补之，其不治之症，直言以断之。诚一代之良工，女科之明鉴焉。秦天一

① 有病胸胁支满者……衰少不来也：语见《素问·腹中论》。
② 藘（lǘ驴）茹：茜草。
③ 以四乌贼骨……伤肝也：语见《素问·腹中论》。
④ 佐：原作"任"，据文义并参《临证指南医案》卷九《调经》改。
⑤ 方：原作"力"，据文义并参《临证指南医案》卷九《调经》改。

妇人得阴柔之体，以血为本。夫阴血如水之行地，阳气如风之旋天。风行则水动，气畅则血调，此自然之理也。《经》云：二七而天癸至，任脉通，太冲脉盛，月事以时下，交感则有子①。其天癸者，天一所生之水也。任脉通者，阴阳之通泰也。太冲脉盛者，气血之俱盛也。何谓月信？月者，阴也；信者，期也。一月一至，不爽其期，应时乃合常度，参差则曰不调，调则百病不生。故《经》曰血调气和，有子之象，否则逆之，诸病蜂起。凡妇人内伤外感，一切疾病，俱同男子治法，惟经带崩漏胎产，则所治不同。盖缘妇女性情中和者少，偏拗者多。稍不如欲，强者忽怒形于色，弱者每思积于心，郁结日久，血因凝滞，变生诸症。治之者不究病源，漫投四物之剂，而曰妇女以血为主。不知女子病根于心，成于气，气行则血行，气滞则血滞。不先调气，而徒益血，血愈停积，以致发热疼痛，渐抵尪羸②，厥有由矣。根本所在，须知心为荣卫之主。心气郁结者，宜调心气，通心脉，使血自行。又脾胃为气血之源，饮食劳倦，损伤其中，则血亦不行，或虽行而间断。又宜调养脾胃，使气血自行自运，仍以开郁行气佐之。郁开气行，诸病自愈矣。若其心调脾旺，察其果有血热、血少、血寒、血枯、血虚等证，而复为之行血、通经、和养诸法可也。如经水不及期而来者，血热也；过期而来者，血少也；闭而不来者，血枯也。淡者痰多，紫者热多，热极则黑。经过作痛者，虚中有热也。行而痛者，血实也。不行而痛者，血寒也。经行而过期痛者，血虚也。热者清之，寒者温之，枯者养之，实者通之，有

① 二七而天癸至……交感则有子：语出《素问·上古天真论》。
② 尪（wāng 汪）羸：瘦弱。

痰者祛之，虚与少者补之，总以四物汤加味调治。切不可执古人成法，而概用耗气破血之剂。盖太冲者，气也；任脉者，血也。血气调和，由于冲任之升降，气升则血升，气降则血降。若耗其正气，则血无所统，而血病自此增；破其血室，则气无所①附，而气病反益甚。所施若此，而望其经脉之调，岂可得乎？又有伤寒病，不当行经而经行者，此热入血室也。宜于和解中少佐养血和血之剂，使邪从血解。又或平日行经之时，不戒暴怒，有损冲任，不远色欲，有伤血海。又或兼以抑郁，则宿血必走腰胁，为胀为痛，注于腿膝，为废为软。新血击搏，则疼痛不已；散于四肢，则麻痹不仁。邪犯血室，则寒热不定，或怔忡而烦闷，或谵语而狂言，或涌吐上出，或下泄便肠。此皆因七情六郁之所致，而寒热温凉之失调也。治疗之法，如心气拂郁，停积经候者，四物汤去生地，加香附、川断、远志、牛膝等治之。瘀血蓄积，散于四肢者，大调经散行之。湿热阻经者，二陈汤加苍术、川芎等开之。潮热内热者，逍遥散清之。热入血室，寒热谵语者，小柴胡合四物汤主之。久而盛者，玉烛散下之。涌上吐者，四物汤去川芎，加童便、牛膝等降之。更须知经时不可妄用凉药，经闭者不可骤用补药，肥白者宜兼燥湿开痰，瘦黑者宜兼滋阴凉血，此调经之大法也。徐天逸

子　嗣

子嗣一门，古方悉用辛热壮火之剂，若施之于气虚精寒之人，固所宜，然设概用于火旺精伤者，得不愈伐其阴乎？窃谓男子之艰于嗣者，一如妇人经病调理，然有不生不育之不同，

---

① 所：原无。据前文"血无所统"补。

大意在于补偏救弊。往往有体肥质实，偏生无子者，岂可一概归于虚寒耶？盖湿胜则气滞，气滞则精虽至而不能冲透子宫，故而不能成孕。惟宜行湿耗气，助其流动之势，如二陈、二妙、七气、平胃之属皆可选用，甚则控涎丹先行向导，最为要决。慎勿拘于世俗温补壮阳之说也。且人之所禀不同，勇怯各异。有因男子真火式微者，有因湿热伤精者，有因妇人胞门浊腻者，有因血海虚寒者，有因子宫枯燥者。至如生而不育，亦自不同。有金石药毒伏于髓中者，有酒客湿热混于髓内者，有欲勤精薄者，有得胎后不戒房室，频泄母气者，有妊娠不慎起居而致胎病不育者，有男子精髓虽冲，而督脉气衰，阳气不振，但生女不生男者，此岂一法所可治乎？历检古方中，惟葆真丸、千金种子丹、五子衍宗丸等方，治男子阳道不振，精气寒薄，与夫斫丧①太过及年老无子者，咸为得宜。若精髓稀薄，阳气不固，聚精丸最佳。阳衰，更加人参、鹿茸尤妙。生女不生男者，当大补督脉、益阳气，鹿茸四具，人参一斤，远志四两，醇酒丸服。其有膏粱富贵，饱饫②肥甘，恣情房室，气竭精伤，不能生子者，但服炼真丹，勿令断绝，虽在耄耋之年，每多生育。然非素享浓厚，形体丰盛人，服之无预也。至于妇人子宫诸证，当详经带例治，俟经正无病，随其虚实寒热调理，自然生育。大率妇人肥盛者，多不能孕，以中有脂膜闭塞子宫也。虽经事不调，当与越鞠、二陈抑气养胃之类。有热，随症加黄连、枳实。瘦弱不能孕者，以子宫无血，精气不聚故也，当与四君、六味，加蕲艾、香附调之。子户虚寒不摄精者，秦桂丸最当。

---

① 斫（zhuó 卓）丧：摧残，伤害。
② 饫（yù 玉）：饱食。

妇人多有气郁不调，兼子脏不净者，加味香附丸，男服聚精丸。若因瘀积胞门，子宫不净，或经闭不通，或崩中不止，寒热体虚而不孕者，局方皱血丸为专药。若带下，少腹不和，或时作痛者，千金大黄丸荡涤之。子户虚热，虽结而不能成实者，四物换生地，加芩、连。然此皆由气血偏沮，是可以药奏功，若夫禀赋阴阳偏绝，虽日用参、术峻补，终无回天之力也。

崩　漏

崩如山冢崒崩①，言其血之横决莫制也。漏如漏卮难塞，言其血之漫无关防也。《经》云：阴在内，阳之守也②。气得之以和，神得之以安，毛发得之以润，经脉得之以行，身形之中，不可斯须离也。去血过多，则诸病丛生矣。原其致病之由，有因冲任不能摄血者，有因肝不藏血者，有因脾不统血者，有因热在下焦，迫血妄行者，有因元气大虚，不能收敛其血者，又有瘀血内阻，新血不能归经而下者。医者依此类推，于崩漏治法，无余蕴矣。

淋　带

带下者，由湿痰流注于带脉而下浊液，故曰带下。妇女多有之，赤者属热，兼虚兼火治之。白者属湿，兼虚兼痰治之。年久不止，补脾肾兼升提。大抵瘦人多火，肥人多痰，最要分辨。白带、白浊、白淫三种，三者相似而迥然各别。白带者，时常流出清冷稠黏，此下元虚损也。白浊者，浊随小便而来，

---

① 崒（zú足）崩：倒塌。
② 阴在内阳之守也：语见《素问·阴阳应象大论》。

浑浊如膏一作泄，此胃中浊气渗入膀胱也。白淫者，常在小便之后而来，亦不多，此男精不摄，滑而自出也。至于淋证，由肾虚膀胱积热所致，肾虚则小便数，膀胱热则小便涩。淋有气、血、砂、膏、劳五者之殊，皆属湿热所致。大约带病，惟女子有之，淋浊男女俱有。景岳云：妇人淋带，其因有六：一心旌摇，心火不静而带下者，先当清火，宜朱砂安神丸、清心莲子饮之类。若无邪火，但心虚带下，宜秘元煎、人参丸、茯菟丸之类。一欲事过度，滑泄不固而带下者，宜秘元煎、苓术菟丝丸、济生固精丸之类。一人事不畅，精道逆而为浊为带者，初宜威喜丸，久宜固阴煎之类。一湿热下流而为浊带，脉必滑数，烦渴多热，宜保阴煎加减逍遥散。若热甚兼淋而赤者，宜龙胆泻肝汤。一元气虚而带下者，宜寿脾煎、七福饮、十全大补汤。若阳气虚寒，脉微涩，腹痛多寒，宜加姜、附、家韭子丸。一脾肾气虚下陷多带者，宜归脾汤、补中益气汤之类①。

　　带下之证，起于风气寒热所伤，入于胞宫，从带②脉而下，故名为带。有五色，不只赤白。白带者，属气虚，甚则腰痛，如虚不甚则不痛。若气郁甚，则腰痛头疼眼花，此虚证也，千金内补当归建中汤加醋制香附，或萆薢分清饮，量肥瘠选用。赤带多腰痛，艾煎丸加续断、杜仲。若肥盛苍黑而肌肉䐃③坚者，为湿热下注，平胃散加姜制星、半，酒炒芩、连。赤白带下，艾煎丸随证加气血药治之。五色带下，十全大补汤加熟附、龙骨、赤石脂、禹余粮，酒丸服。

---

　　①　妇人淋带……补中益气汤之类：语本《景岳全书》卷之三十九人集《妇人规下》。

　　②　带：原无。据文义及《张氏医通》卷十《妇人门上·带下》补。

　　③　䐃（jùn 峻）：肌肉的突起部分。

辨　孕

二气相感，合而生神，两精相搏，聚而成形。阳奇而施，阴偶而承①，阳施而静，阴承而动，静则阳凝，动则阴摄，动静互根，形神交倚，而孕以成。《易》曰：天地细缊②，万物化生，男女构精，万物化醇③。故乾坤消息而变万类，日月运行而生寒暑，鸟兽草木昆虫鳞介之属，莫不附阴化阳，因气成质。其生虽不同，而所以生者一也。人为万物之灵，得天地之正，具五德之全，经纬蕃变④，与上下参。男禀阳得乾道，女禀阴得坤道，乾主动而生静，坤主静而生动，乾动则阳施，坤静则阴承。阳生静则气化而神生，阴生动则精融而形成。神裕其始，而形要其终。故孕者，始于神而终于形，生于阳而成于阴也。凡物生易而成难，未孕之先，两气相感，如磁引针，如芥粘珀，适然而合。其动以天，非阴阳离决，气急精涸者，鲜不凝合，自然生化，绝无人功。既孕之后，积气成形，分别百体，营建脏腑，条理络脉，灌溉筋骨，阅三百余日，乃成为人。日滋月遂，尽取给于母气。苟失其道，或生而不育，形体不具，气血薄弱，寿命夭折。譬之果实之属，风雪侵之，非立见萎落，即不适于口。故未孕之先，无俟人力；既孕之后，半由人功。摄养以安之，药物以助之，调其阴阳以煦之，绝其贼害以固之，祛其疾痛以卫之，皆人力之所为也。古者妇人别立治法，以有月事产孕之异，而产孕尤重。盖产孕者，生人之始，而保护又

---

① 承：原作"成"，据文义及《重订产孕集》卷上《辨孕》改。
② 细缊（yīnyūn 因氲）：同"氤氲"，指天地阴阳交互作用的状态。
③ 天地细缊……万物化醇：语出《易经·系辞下传》。
④ 蕃（fán 繁）变：变化。

产孕之始也。愚者不察，或误孕为疾，而肆其攻击；或误疾为孕，而养虎贻患。小则伤体，大则伤生，深可悯焉。辨孕之法，《素问》曰：阴搏阳别，谓之有子①。又曰：手②少阴脉动甚者，妊子也③。《脉经》曰：脉滑疾，而重按之散者，胎已三月，脉重按之不散，但疾不滑者，五月也④。又曰：三部浮沉正等，按之无绝者，妊也⑤。《千金方》论曰：脉平而虚者，乳子法也。手少阴脉动甚者，妊子也。尺中之脉，按之不绝者，法妊娠也⑥。诸家论脉，其说不一，要不外滑利和平，不偏不弊。所谓身有病而无病脉，身无病而有病脉，为简而易明。经闭吐逆，体怠恶食，而脉反平和，是有病而无病脉也；外无吐逆诸病，体旺如昔，而脉反滑利动疾，是无病而有病脉也。脉象微妙，骤不易知，差之毫厘，谬以千里。善诊者，心领神会，毋事固执，斯为善也。怀妊之候，必病恶阻，苦沉重愦闷，不欲饮食，又不知患所在。头重眩晕，四肢惰懈，不欲执作，喜啖酸咸果实，多卧少起，气逆呕吐。盖由经血既闭，水渍于脏，脏气不宣，血脉不行，故有此候。察其候，合其脉，孕之是非，无所遁矣。若兼有表里诸疾，脉不可辨，则别有验之之法。以雀脑、川芎一两，当归七钱为末，分二服，煮艾汤或醇酒下之。二三时间，觉腹中脐间微动，即为有孕。或以醋煮艾汤半盏服之，有孕必大痛，无孕则否。妊娠四月，男女可分。脉法左疾为男，右疾

---

① 阴搏……有子：语见《素问·阴阳别论》。
② 手：原作"足"，据《素问·平人气象论》改。
③ 手少阴……妊子也：语出《素问·平人气象论》。
④ 脉滑疾……五月也：语出《脉经》卷九《平妊娠分别男女将产诸证》。
⑤ 三部浮沉正等……妊也：语出《脉经》卷九《平妊娠分别男女将产诸证》。
⑥ 脉平而虚者……法妊娠也：语本《备急千金要方》卷二《妇人方上·妊娠恶阻》。

为女，左右俱疾，为产二子。左手沉实为男，右手浮大为女，左右俱沉实生二男，左右俱浮大生二女。左尺偏大为男，右尺偏大为女，左右尺俱大为产二子。又法，左尺中浮大者男，右尺中沉细者女。若脉不可知，则有辨法：令人按其腹，如覆杯者，男也；如肘项参差起者，女也。左乳房有核者，男也；右乳房有核者，女也。孕妇行坐，自后急呼之，左回首者男，右回首者女。盖左右者，阴阳之道路也。阳亲其左，阴亲其右，自然投托，各就其所。气血因之，故脉象应之，盛于左则左疾而大，盛于右则右疾而大。其有异孕，无所归属，则两者皆见。尺中者，肾部也。肾主胞门，孕之所在，阳具于左，故浮大，阴具于右，故沉细也。男形常伏，女形常仰，故揣腹可知。乳为阴府，下通胞门，阴盛则结，各就其位。气血偏盛，则身有偏重，视其回首可知者，必慎护其重也。《千金方》又言：男子左乳房结核者生男，右乳房结核者生女①。妇有孕而验其夫，原其所始，理亦可通，而所以结核之故，终不可解矣。

养　孕

妊娠一月，名始胚，足厥阴脉养之，其经内属于肝，肝主筋及血。是时血行否涩②，毋③为力事，必令安静，嗜酸咸，食宜麦，毋食腥辛。若曾孕一月而堕者，宜预服补胎汤以养之。

二月，名始膏，足少阳脉养之，其经内属于胆，主精。是时精成于胞里。若曾孕二月而堕者，宜预服黄连汤以养之。

---

①　男子左乳房结核者……生女：语本《备急千金要方》卷二《妇人方上·妊娠恶阻》。

②　否涩：闭塞不通。

③　毋：原作"母"，据文义改。

三月，名始胞，未有定仪，见物而化，手心主脉养之，其经内属于心。当静谧以定心气，食谷宜稻，羹宜鱼。若曾孕三月而堕者，宜预服茯神汤以养之。

四月，始受水精，以成血脉，手少阳脉养之，其经内输于三焦。是时形体已具，当盛其血气，以通耳目而行经络。若曾孕四月而堕者，宜预服菊花汤以养之。

五月，始受火精，以成其气，足太阴脉养之，其经内属于脾。是时四肢皆成，宜适饥饱，其食宜甘，羹宜牛羊，和以茱萸，养气以定五脏。若曾孕五月而堕者，宜预服安中汤以养之。

六月，始受金精，以成其筋，足阳明脉养之，其经内属于胃，主口目。是时口目皆成，身欲微劳，以变腠理，纫①筋以养其力，以坚背膂。若曾孕六月而堕者，宜预服麦门冬汤以养之。

七月，始受木精，以成其骨，手太阴脉养之，其经内属于肺，主皮毛。是时皮毛已成，宜劳身动作，以运血气，食谷宜粳稻，避寒就燥，以密腠理，以养骨而坚齿。若曾孕七月而堕者，宜预服葱白汤以养之。

八月，始受土精，以成肤革，手阳明脉养之，其经内属于大肠，主九窍。是时九窍皆成，无使气极，以密腠理而泽颜色。若曾孕八月而堕者，宜预服芍药汤以养之。

九月，始受石精，六腑百节，莫不毕具，足少阴脉养之，其经内属于肾，肾主续缕②。是时经脉续缕皆成，谷气入胃，毋犯冷湿，饮宜醴，食宜黍，缓带自持，以养毛发，致才力。

① 纫：按摩。
② 续缕：接连不断。

若曾孕九月而堕者，宜预服猪肾汤以养之。

十月，足太阳脉养之，其经内属于膀胱。五脏完备，六腑齐通，纳天地气于丹田，使关节人神皆备，待时而出。宜服滑药以速其生①。以上本徐之才说。若曾孕十月而不产者，宜服八物汤。

凡孕十月，三阴三阳，各养三十日，内输五精，外受五气，惟手少阴太阳不养。心为君主，统摄百脉，下主月水，上为乳汁，手太阳合之，故不专养。天气盛于东南，地气盛于西北，故万物之生，始于东南，而成于西北。养孕之脉，始于足厥阴，东方木，生气之原也；继之以手心主，南方火，长气育之也；继之以足太阴阳明，中央土，化气宣之也；继之以手太阴阳明，西方金，收气坚之也；继之以足少阴太阳，北方水，脏气成之也。天一生水，故始受水精，土载万物，故终受土精。气以顺养，精以逆受，相生无不及，相克无太过。犹之四时递嬗②，自春而夏、而长夏、而秋、而冬，而一岁成。五气互生，自木而火、而土、而金、而水，而一人成，其理一也。孕之生也，阴阳相合，气含阴阳，则有清有浊。清者浮升而善动，浊者沉浊而善静。动静相交，阳中之阴沉而下降，阴中之阳浮而上升。阳之升也，自东而南；阴之降也，自西而北。阳升于东，则魂具而化神；阴降于西，则魄藏而凝精。神化则气生，精凝则质结。故孕一月如露珠，太极也，阴阳之未判者也。二月如花蕊，太极生两仪也，阳升阴降，阴阳之已分者也。三月至五月，形体具而四肢成。阳自东而南，阴自西而北，五神既宅，四维乃

---

① 五脏完备……宜服滑药以速其生：语本《逐月养胎法》。
② 递嬗（shàn 善）：依次更替。

张，两仪生四象也。六月以后，筋骨皮毛，九窍百节，无不毕具，阴阳交育，精气旋生，四象生八卦也。八卦生而天道备，十月尽而人道具。所谓万物一太极，一物一太极也。知孕之所以生，则知所以养之之道矣。凡孕三月，体虚者，宜常服滋生汤，或参术养胎饮。体过实者，宜金匮当归散。挟寒者，宜减味保胎丸。挟热者，宜黄芩散，或芩术汤，或白术丸。将产体实而旺者，宜达生散以速之。凡孕无论虚实，皆宜服便产方。三四月后，三十日服一剂；八九月，二十日服一剂；将产之月，日一服之。是方制合精良，无可增减，俗传谓宫中十二味，系明嘉靖间太医所作。如法服之，绝无难产之患，真良方也。

孕　宜

人有清浊厚薄之异，智愚善恶之殊。揆①其所始，皆由祖气。祖气者，先天之气也。气清则善，气浊则恶，清则圣哲，浊则昏愚。然而凶顽之质亦生圣人，贤哲之嗣或多昏昧，何也？是岂祖气之有所变易乎？盖生成有消息之理，长养寓补救之方也。凡物阳生而阴成，生人之初，禀气于父，两气既合，胚胎以凝，自此以往，日滋月遂。至于成人，皆由母气，蕴为五神，发为五气，育为五精，结为五脏，开为五官。气以煦之，血以濡之，得其道则气厚而神清，失其道则气浊而神昏。清则可以反浊，浊则可以害清，自然之理也。譬之稼穑，良莠不同，由于种之美恶。然使土瘠气薄，旸雨不时，灌溉失度，则虽美种，不如荑稗②。土沃气厚，燥湿均平，种虽不良，亦必大熟。故

② 荑（tí 题）稗：杂草。

卷

七

一四七

祖气者，稼穑之种也；母气者，土气也；气煦血濡者，旸雨也；摄养之道，灌溉之力也。稼穑不能专恃天时，因有灌溉之法；生人不能专恃父气，必有补救之方。调之使均，摄之使平，反昧为哲，易浊为清，精微之道也。子居母腹，以母气为气，以母血为血，母呼亦呼，母吸亦吸。善心生，则气血清和而子性醇；恶心生，则气血浑浊而子性劣。而母气之清浊善恶，又随时而迁，触物而变，非有一成不易之常。气主于心，心之神主内而应外，外有所接，则神动而气随之。所接善，则阳气动而为清；所接恶，则阴气动而为浊。故妊子之时，必慎所感，人生而肖万物者，皆母之感而肖化①也。古者，妇人妊子，寝不侧，坐不边，立不跸②，不食邪味，割不正不食，席不正不坐，目不视邪色，耳不听淫声，则生子端正，才德过人。昔大任有身，能以胎教，乃生文王之圣，君子美之。以上本《列女传》。故旧说谓：受孕三月，逐物变化。使③妊母常观犀象珠玉宝玩之物，礼乐钟磬俎豆④之事，诵诗书箴诫⑤，琴瑟咏歌，欲得贤人长者，论述古今忠孝之事、盛德大业之人，则生子多男，气正而质纯，贤良而寿考。亦不过欲，和其心志，绝其嗜欲，使心静于内，虑谧于中，清气充满，浊气自消，即胎教之道也。夫草木之生，其形色臭味皆禀天理自然之化，而何以迁地则形色皆殊。而技者又有栽种灌溉之法，可以转白为赤，易苦为甘。草木尚然，况人之至灵者乎？至男女之分，定于祖气，非人力

---

① 肖化：谓胎儿在母体中受母亲的意念而转化。

② 跸（bì 毕）：站立不正。

③ 使：假如。

④ 俎豆：古代祭祀、宴飨时盛食物用的礼器。俎，古代祭祀时放祭品的器物。豆，古代盛肉或其他食品的器皿，形状像高脚盘。

⑤ 箴诫：规戒的言词。

所能转移。旧有转女为男之法，如系弓弩弦，佩雄黄，置斧床下，或验或否，会其适然。然亦可以祛邪辟恶，以卫阳气，无损于事。若欲服药物以改之，无是理也。妊母常食松子，令子坚实；常食砂仁，可令速产。《达生编》云：常以麻子油和腐皮食，可令滑胎①。又云：始觉有妊，以布一幅横束之，上紧下宽，至临②产始去，可令易生③。盖使腹中逼窄，胎不上长，乍去则骤宽，产时便利故也。大凡摄养之道，在善调其心气，此非医者所能为。夫生子不善，人之所恶。人之不善，虽由习欲，实本性生。孔子曰：惟上知与下愚不移。推原其故，皆由未生以前，理微而显，事小而大，在智者，心知其意而变通之。教于已生之后，莫若教于未生之时，以可为者责之人，以不可为者听之天，是亦为人父母者所当究也。

孕　忌

生人诞育，天理自然，阴阳滋化，本无灾害。而每有孕而不固，固而不育，育而辄夭者，岂生化之理有所异哉？摄养有乖，逆其滋生之道也。古者，妇人有孕，即退居别室，谨持胎教，故弥月而生，无灾无害。今人不然，或有孕而不知，不事养护，其知者又不知所忌，不慎起居，劳役失宜，举止违理，欲其无患，不亦难乎！夫人有富贵贫贱之异，而诞育则皆同，而产孕之变，多起于富贵之家。人与禽兽，各禀气血以生，而禽兽之生，初无堕落难产之患，岂非嗜欲有多寡之异，生理有顺逆之分乎？

---

① 常以麻子油……滑胎：语本《达生编》卷中《饮食》。
② 临：原作"另"，据文义及《达生编》卷中《保胎》改。
③ 始觉有妊……易生：语本《达生编》卷中《保胎》。

怀孕之后，首忌交合。盖阴气动而外泄，则分其养孕之力，而扰其固孕之权。且火动于内，营血不安，神魂不密，形体劳乏，筋脉震动，惊而漏下，半产难产，生子多疾而夭，淫浊而钝，甚至孕犹未固，辄动而堕之。一再堕后，胞室寒滑，随孕随堕，终身无子而不自知，亦可慨矣。居处动作，最易损伤，起于细微，人所不觉。体候虚羸者，尤宜慎之。毋登高，毋作力，毋疾行，毋侧坐，毋曲腰，毋跛倚，毋高处取物，毋向非常处大小便，毋久立，毋久坐，毋久卧，毋犯寒热，毋冒霜雪露雾、暴雨酷日、烈风疾雷，毋视日月薄蚀、虹霓星变，毋观土木工作及怪兽异鸟奇诡之物，毋入神庙寺院睹狰狞险恶之状，一举一动，必谨饬①之。五志之发，鲜能和平，而产孕最宜调抑②。孕藉母气以生，呼吸相通，喜怒相应，一有偏倚，即至子疾。宜和其心志，毋暴喜，毋过思，毋怒，毋恐，毋悲，毋忧虑，毋郁结。颜无忿色，口无恶声，心无杂念，使血气和平，德性凝定，不特孕安，且生子英贤，无疾而寿矣。其饮食则以冲和淡泊为正，节厚味，禁腥浊，毋饮醇酒，毋食异味。《千金方》云：食山羊令子多疾，食兔令子缺唇，食犬肉令子无声，食桑椹、鸭卵令子倒③出心寒，食雀令子性淫，食鳖令子项短，食姜芽令子多指。鸡合糯米食，令子生寸白虫；鸡及干鲤鱼食，令子生疮。食鲜菌令子惊风，食冰浆令胎绝。食骡马驴肉、无鳞鱼、螃蟹，皆令难产，食薏苡、苋菜、蒜葱、麦芽，皆令堕

---

① 谨饬（chì 赤）：谨慎。
② 抑：《重订产孕集》卷中《保胎》作"摄"。
③ 倒：原作"侧"，据《备急千金要方》卷二《妇人方上·养胎》改。

胎①。其药味则宜和平调摄，毋犯金石，毋近毒药，大热大燥、大攻大表、大寒大凉、走窜迅疾泄利之品，咸宜禁止。即需施用，宜详酌而慎处之。凡妊娠起居饮食，惟以和平为上。不可太逸，逸则气滞；不可太劳，劳则气衰。五月以前宜逸，五月以后宜劳。冬毋太温，夏毋太凉。食毋过饱，饮毋过多。养孕之经，不可灸刺，无故不宜服药。调之抑之，务使无偏，则得之矣。

孕　疾

妊娠诸疾，与常人殊，故治法亦异。子居母腹，藉母气固之，母气不顺，子不得安，必有堕落之患。子气既损，母气亦伤。治之者，或仅护胎孕，不敢攻疾，或亟于治疾，不顾子气，致子母交损，大小殒亡，惨烈之祸，于此为甚。《素问》曰：妇人重身，毒之何如？曰：有故无殒，亦无殒也。大积大聚，可犯之也，衰其大半而止②。夫大积大聚，病之重者，苟不亟治，立见危迫，故必毒之，使邪去而孕安。然恐药势太过，正气易伤，故衰其大半，即止不治。古人立法，动出万全，不可不究也。怀妊之后，必患恶阻。恶阻者，谓恶心阻其饮食也。由于经脉既闭，脏气不宣，津液停瘀，水湿为患，故其候四肢沉重，恶食呕吐，偏嗜一物，头痛眩晕，多卧少起。若面色如故，脉象和平，此不须医，但调其饮食，适其寒温，缓缓可愈。其甚者，大吐呕血，食饮不下，寒热往来，心中愦闷，恶闻食臭，肢节疼痛，疲怠自汗，色萎肢瘦，势若危殆。或施治不善，逆

① 食山羊……皆令堕胎：语本《备急千金要方》卷二《妇人方上·养胎》。

② 妇人重身……衰其大半而止：语出《素问·六元正纪大论》。

其胎气，致暴作吐下，困顿欲绝，则宜橘皮茯苓汤。三四服不愈，宜半夏茯苓汤，三五服必愈。

妊娠伤寒，以安胎为主，无犯胃气，不可妄汗吐下，泄利小便。其候轻者，头痛烦热，宜芎苏饮；甚者，壮热不解，欲汗之，宜葱白汤。不解，宜拭身法。

热病者，宜豆豉汤。大烦热，宜葛根汁饮解之。皆须用固孕法以安其孕。

妊娠烦懑闷瞀，谓之子烦。此由痰湿堙郁①，热气熏蒸，上焦之气，不得流畅，热郁过甚，则胎动漏下，宜竹沥汤。

中风口噤，项背强直，筋脉拘挛，发搐不止，痰盛昏迷，或时作时止，名曰子痫。宜四物汤，量加驱风逐饮之药，甚则宜羚羊角汤。

水肿胀满，谓之子肿。其候或遍身浮壮，或手足挛肿，或肚腹壅大，高过心胸，气逆喘急，甚则损胎。此因水气过甚，正气不化，溢于皮肉。轻者产后即愈，不必施治。甚者宜鲤鱼汤，或苓术汤。

小水淋痛，谓之子淋。此由下焦气化，壅闭不行，故水道不利，郁而为痛，宜葵子散。

若便闭不通者，谓之转胞，乃胎气陷下，壅遏过甚，气道梗阻，故水不得通。虚人多有之。宜参术饮，甚者宜肾气丸。若遗溺者，白薇方主之。

久嗽不止，谓之子嗽。此外感风寒也，甚则动胎，宜百合汤。

下痢赤白，谓之子痢。其候腹中疼痛，里急后重。不得以

---

① 堙（yīn 阴）郁：气郁不畅。

寻常治法施之，宜薤白饮。若注下不止，宜胶艾汤。若下脓血，宜白术汤。

寒热往来，一日一作，或间日一作，若有定期，谓之子疟。发当夏秋，宜香薷保安汤。在冬春，宜驱邪汤。

胸满腹胀，气逆上干，谓之子悬。此由中焦气结之故，多得之愤郁惊惶。宜紫苏饮，或葱白汤。若心痛者，宜竹皮汤；腹痛者，宜芩术汤；腰痛者，大豆酒主之。

妊娠下血，谓之漏胞，甚则崩决不止。阴气不固，热动于内，伤其脉络，故营血内溢，血尽则死。宜地黄饮或地黄散。

若胎动不安，腹痛绕脐，腰背皆痛，卒有所下，或叫号口噤，四肢厥冷者，宜艾叶汤。若因交合而动胎者，宜八物胶艾汤；因饮酒而伤者，宜黄芩汤；因喜怒而伤者，宜佛手散；因郁闷而伤者，宜葱白汤；因劳役而伤者，宜安脉汤；因跌堕而伤者，宜续杜丸。若腰痛损伤，下血不止，宜马通汤；若胎奔上抢心，危急之候，宜艾叶地黄汤，甚者，血从口出，逆不得息，宜蟹爪汤。若因毒药攻胎，胎动欲堕，血逆冲心，闷乱喘促，大汗不止者，宜白扁豆散以解其毒。若因高取物，胞系有伤，儿啼腹中，则令妊母曲身，向地拾物，须臾即止。若腹中作钟鸣声者，取鼠穴中土噙之。

八九月暗不能言者，不须治之。凡胎动，无故而动及体素羸弱者，乃冲任脉虚，不得固摄，当大补之。腹痛者，宜行其气，损伤者，宜行其血。余各因其所由治之。

未及期而产，谓之半产，即堕胎也。损气耗血，甚于正产。二三月犹轻，六七月为最重，譬之果未熟而强摘之，其根蒂必伤也。故凡半产，当与正产同其调养，而尤加意焉。宜因其所伤而补益之，以善其后，前列诸法，皆可参用。若轻易视之，则一次半产，后遂习以为常，不得谓非失治之过也。半产后，治疾之法，与正产稍异。盖正产恶露多，半产恶露少也。若有腹痛等疾，宜温补之。逐瘀破血之药，用宜审察。若数日后，大热而渴，面红眼赤，欲饮凉水，昼夜不息，此大虚也，寒凉下咽，即死不治，宜当归补血汤。若血崩不止者，宜摄阴汤。其他诸证，并详正产，相时度势，消息用之，未可拘泥为也。

辨　产

孕满十月，待时而生，自然之道，无所勉强。而世俗不察，或未产而强速之，致有横逆之变。推其故，由于未明其理，不辨其候而然。故初觉腹痛，遂为欲生，稍事迟延，遂谓难产，方药以攻之，非法以扰之，使气瞀神乱，子母俱死。富室巨家，其弊尤多，本安也，而自危之，本生也，而自杀之，可悯也已。辨产之法，《脉经》曰：妊妇月满，则脉离经①。离经者，《难经》所谓一呼三至曰离经，一吸一至亦曰离经②也。又曰：尺脉转急如切绳转珠者，欲产也。《千金方》论曰：将产者，离经，其脉浮③。朱彦修曰：离经六至，沉细而滑，按切绳转珠，动疾之象，即一呼三至之义。一呼三至，一吸三至，呼吸定息，脉七至，闰以太息，脉八至，疾之甚也。朱说与《千金方》不同，当以《难经》《脉经》为正。要之胎动欲产，无论浮沉迟速，皆有动象。无动象者，非正产也。

正产腹痛，必连腰及脐，或牵引脊背，胎气陷下，或目中

---

①　妊妇……脉离经：语本《脉经》卷九《平妊娠分别男女将产诸证》。

②　一呼三至……离经：语本《难经·论脉》。

③　将产者……其脉浮：语出《备急千金要方》卷二《妇人方上·妊娠恶阻》。

生火，谷道①挺进，浆血下后，腹痛愈紧，乃为欲生。若渐痛渐缓，或乍紧乍慢，即浆血交下，皆非正生。《达生编》言试痛、正产之辨，误以试痛为正产之害，推勘极精，多可采者。《达生编》云：初觉腹痛，第一以忍痛为主。无论为正产、为试痛，痛久自生，更宜养神惜力，以安睡为妙，不可轻易临盆。盖子居母腹，端坐不动，至生时转身向下，妊母安卧，腹中不致逼窄，易于转身。若未及转身，遂使坐草②，则婴儿难于转运，复用力以注之，则足先出而成逆产。转身未定，用力逼之，则手先出，而为横生，或首骨偏碍，而为偏产。种种弊端，皆基于欲速之故。故临盆以缓为正，即使过迟，亦无防碍也③。又曰：孕至八九月，或妊母有火，起居不时，令孕不安，因而作痛，所谓试痛也。但须照常眠食，甚则服安胎药一二剂即止。若误作欲产，遽令坐草，即使勉强能生，母气必损，子亦多夭。犹之剖卵出雏，裂茧取蛹，安望生耶④？又曰：腹痛有感寒伤食之候，亦宜辨别。伤食者，当脐而痛，手按转加，或脐旁如有膹⑤起者，不连腰及脊。寒痛多在脐下，绵绵延延，无所增减，得暖少安也⑥。凡此皆极言欲速之害而归于辨产未明，盖妊母多畏难产而欲速产者，在主者，察脉晰理，明辨而调抑之。事常而易变，苟不慎察，戕害生命，亦非俯育⑦之道。慎毋谓

卷

七

一五五

---

①　谷道：肛门。

②　坐草：分娩。

③　初觉腹痛……亦无防碍也：语本《达生编》卷上《临产》。

④　孕至八九月……安望生耶：语本《达生编》卷上《试痛》。

⑤　膹（fèn 愤）：通"愤"。郁结。

⑥　腹痛有感寒伤食之候……得暖少安也：语本《达生编》卷上《试痛》。

⑦　俯育：谓抚养妻子儿女。

闺房琐屑之事，非丈夫所宜知，而忽略视之也。

产　戒

产育顺事，而俗人多扰乱之，致反顺为逆，此虽习俗使然，亦不知之过也。辑产时所当戒者著于篇，使览者凛焉。

妊母将产，率多疑惧，腹痛紧急，气血下注，神不能安，易于惊惶。初次产育，尤为易扰。而不知者稍有不顺，辄恐惧无主，大事张皇①，致妊母心乱神散，气急而逆。气逆则血涌，气急则力衰。婴儿之生，虽自能转动，亦藉母气助之，气逆力衰，何以能下？唯宜温慰妊母，使勿惊疑，即有不顺，勿使知觉。使心定气凝，神安力旺，无论本属顺生，即遇恶候，亦可反逆为顺也。

《千金方》论云：产事虽系秽恶，然不得令死丧污秽之人视之，犯者多致难产。又忌多人瞻视，惟得一二人在室，产后乃可告人②。亦以人众则易于惊扰，致妊母心神不定故也。

室中宜适温凉。夏暑过甚，勿掩门户，以器贮新汲水石许，置室中，以辟热气，免致昏晕。天寒宜置火暖之，毋得大炽，令火气熏灼。室中人毋大声，毋多语，毋嗟咨③太息，毋讶骇，毋叱咤，毋祈神问卜，宜安静如常。

妊母宜惜力，宜安卧，卧宜正，不可左右。毋摩腹，毋按腰，毋妄动，毋轻坐草，初产及天寒尤忌。美其饮食，频频与

① 皇：通“惶”。《诸子平议·吕氏春秋》：“皇，读为惶。谓奸邪闭塞，不至惶惑也。”

② 产事……乃可告人：语本《备急千金要方》卷二《妇人方上·产难》。

③ 嗟咨：慨叹。

之。若虚羸者，不能多食，以糜粥杂①人参末饮之。毋乱服方药，毋轻试异术，必辨明正产，胞水已下，交骨不开，或交骨已开，而子久不下，择平和之药稍稍助之。要之产前调摄既善，亦无须此。

接儿老妪，俗谓稳婆，宜豫②择妥善者用之。盖隐曲之事，非此辈不能为。而愚蠢奸狡之辈，或妄为动作，故事恐吓，戕人性命，以炫己之术，不可不慎。大率以年老为佳，盖年老则历事多而性稍醇也。产后勿问男女，须收拾既定，然后告人。世有急于求嗣者，堕地得男，而产母暴喜，遂致昏晕。得女则产母不悦，家人又从旁懊恼之，致有郁厥血逆之患，宜豫防也。

大凡产厄，误于张皇者半，误于怠忽者半。产育固生人常事，然苟主者不察，而漫然听之，则产母无主而惊疑，为害亦大。往见拘迂者，矫张皇之弊，谓婴儿可以自出，无藉乎人，因闭门安卧，勿令人知。而产母体羸素弱，血气虚少，又性本娇怯，不能忍痛，曲腰护之，偏倚妨之，转辗攲仄③，致婴儿不得转动，交骨不得开张，气血下注，久无泄路，势必逆而上行，一日之间，而子母俱死。如此者，何啻无故而自杀之哉。此皆不明其理，不究其道，愚而自用，残贼人伦。夫产孕者，生生之本，天理之原，似续④攸关，断宜详慎也。

用　药

产时用药，有二弊焉。方伎之士，多取速效，肆用峻利之

---

① 杂：混合。
② 豫：同"预"。预先。
③ 攲（qī 七）仄：倚靠侧倾。
④ 似续：继承。

药，以炫己之术。其效者，药甫入口，而难产即下，众人骇服，推为神奇。而不知一时便利，子母大伤，至产后发疾，遂致不起。婴儿或坠地不举，或举而辄夭，而又委之天命，归咎后医，日杀生命，而人莫之知，深可痛惜。古方如兔脑、鼠肾、蛇蜕、回生诸药，只堪备至急之用，安可妄试。尤有甚者，挟不经之术、无稽之方，转辗传布，谬为仙授，乘人之急，以胁人之利，功则归己，过则归人。世俗愦愦①，多为所愚，不可譬晓，此一弊也。而矫其弊者，遂谓产孕本无须用药，常变顺逆，悉静而听之于天。斯言诚善，然必自怀妊至临产，摄养无乖，然后可也，苟或不善，即可反顺为逆。而仍执勿药之说以自愚，是何异未能辟谷，而谓人可勿食耶？此二弊也。且天下亦或有生而难产者，或未孕之先，即有宿疾，或气血羸弱，骨骼②紧密，脉络坚致，皆令难产。亦藉临时药力以扶助之。但宜斟酌尽善，择平和之品、醇正之法，相③不得不用之时而后用之。如加味芎归汤、佛手散，味和而力厚，气平而效速，斯为善也。

富贵之家，产后必服人参，而致死者多。矫其弊者，并倡产后无补益之说，而致死者亦多。盖不明其理，左右皆误。夫产后诸疾，多出于虚，人参非不可用，而用之亦自有法。得其法，益身而却疾；不得其法，致疾而促生，不可不辨。服参之法，在子方坠地，参已入口一刻之间，过此一刻，便不可服。盖产时气血下注，上中二焦尽属虚寒，产后气复上行，下焦恶血填凑，血道梗塞，气道亦滞，骤加补益之药，血道未开，气道益阻，遂有恶露不行，瘀血上逆之患。若当儿甫坠地一刻之

---

① 愦愦：昏庸。
② 骼：原作"格"，据文义改。
③ 相：选择。

间，气血犹未上行，脏腑空虚，脉络困乏，人参入腹，甘温之性宅中土而运脾精，辅正气而逐恶血，沥布精微，灌溉经脉，气强则行速，脉润则道通，恶露顺下，乳汁通流，焉有他患。且新产之后，百脉皆动而下行，自下而上，瘀浊者去，精华者留，有更新之象。妇人宿疾多在血分，平时所不能除者，此时可以除之，却病益身，非妄说也。

凡欲服参者，将产时即宜制就，汁宜浓厚，可以一饮而尽。或以人参一二钱，研为末，另以钱余煮汁调服亦可。令一人司之，俟儿首既出，即与服之，参尽而儿适堕地，乃为合法。苟失其法，为害非小，而复归咎于参之不可用，岂不谬哉。

产时应变，皆仓猝之际，所有药物，亦宜豫筹，有备无患。不可渴而掘井，斗而铸兵也。

应 变

产育本顺事，不幸而至于逆，变起仓卒，安危系于片时，亦人生至急之事，极难之治也。应变之术，宜切究焉。凡产之变有五：曰横产，曰逆产，曰偏产，曰碍产，曰盘肠产。

横产者，儿横腹中，手臂先出。治法：令产母仰卧，嘱收生姬徐徐推儿下身，令直上。以手中指摩其肩，推上而正之，又以手摩其耳，令头正自生。或以小针刺儿手，入一半分，徐徐送入。不入，以盐涂之。

逆产者，儿未转身，两足先出，以盐涂儿足心，针刺如上法。或以爪搔之，并以盐摩母腹，儿得痛痒，惊缩而转，自当回顺。

偏产者，产时儿首偏柱一傍，虽近产门，只露额角，终不得下。治法：令收生姬，以手徐徐正其头。若因脑骨偏柱谷道，当以绵衣炙火令热，裹手于谷道外，徐徐推之，俟正，然后坐草。若产时儿不向产门，直趋谷道者，宜熬盐令热，以绸裹于谷道外熨之。

碍产者，儿首正抵产门，久而不下。此必转身时脐带攀挂儿项或肩，当急令安卧，令收生妪推儿近上，徐徐通手，以中指按儿两肩，理脱之后，然后坐草。盖此候最为险恶，慎毋轻易用力。若缠绕于项，复用力以注之，则其缠愈紧，致子死腹中，不可不慎。凡横逆诸产，如法拯救，皆宜内服加味芎归汤、佛手散以助之。若不能用法，但令静心安卧，服前药一二剂，亦效。

盘肠产，子肠先出，儿即随下，或肠随儿下。此由下焦素虚，不得收摄，气血下注，无以固之，或用力太过。一次如此，凡产皆然。宜以温汤润之，温谕产母，勿令惊慌，以好醋半盏，新汲水如醋十之七调和，骤噀①产母面或背，三噀则收。或以磨刀水微润肠，煎磁石汤一盏饮之。或以萆麻子捣敷产母顶心②，视收入，速洗去，迟则为害。内宜服补益升提之药慎护其肠。勿令见风，若遭风侵，多有不能收入者。

产时交骨不开，最为恶候。此由阴气大虚，血液衰少，宜加味芎归汤。甚者，加桂少许。

子死腹中，其候心腹胀闷，重坠异常，产母面赤舌青，指甲皆青，或口出恶臭者是也。若面舌唇口俱青，口沫出者，子母俱死；面青舌赤者，母死子生，宜佛手散，或平胃散，或蟹爪汤。若双胎一死一生者，服之能令生者安，而死者出。若干

---

① 噀（xùn 迅）：含在口中喷出。
② 顶心：头顶的中央。

燥着脊，不能下者，宜葵子汤、脂蜜酒以滑之。

产时用力太过，水衣早破，浆水尽下，产户干涩，或坐草日久，为风所吹，因而肿胀，多致难产。或产时子忽不动，是妊母力乏之故，勿误为死，肆用攻逐。皆宜加味芎归汤。

产时妊母忽猝然气痿晕绝，目翻口噤，面黑唇青，口沫流出，子母俱殒。若两颧微见红色，子死母生，此至危之候，宜霹雳丹救之。

婴儿既生，胞衣不下，亦多危险。《达生编》云：用力太早，交骨强开，儿甫出而骨即随闭，以致不下，宜急断脐带，以麻线将脐带系紧，又双折之，再系一道，勿令风入。以轻物坠之，但令产母安心定气，稍迟当痿而下。慎勿令收生妪妄用手取，致损及脏腑，因成恶疾①。若血流入衣中，为血所胀，致不得下，腹中胀满，上冲心胸，疼痛喘急者，宜佛手散。若以手按之，痛稍缓者，此气虚也，宜益母汤。若危者，宜牛膝汤。若急上抢心者，或死胎上抢心者，宜用熨法。若轻者，以草纸烧烟，熏产母之鼻，令纳气即下。或以发入口作呕，亦佳。

《千金方》载产时禳②法，虽未明其理，而颇有效验，并附著以备用。凡欲产，宜脱寻常所著衣，笼灶头及灶口，令至密，即易生。若逆生者，以手中指取釜底墨画儿足下，作"×"形，即顺生。或书父名于足心，或以车辖脂如上法书画。若胞衣不下，取夫内衣盖井上即出。《本草》载：临产取赤马皮铺身下，又以海马、石燕两手持之，皆令速产云③。

① 用力太早……因成恶疾：语本《达生编》卷中《胞衣不下》。
② 禳（ráng 穰）：祈祷消除灾殃。
③ 临产……皆令速产云：语本《本草纲目》第四卷《主治药下·产难》。

凡应变皆以凝神息虑为主，毋得张皇以扰产母。心欲细而定，智欲敏而速，法欲简而捷，药欲峻而安。毋取劫功，毋贻后患。凡遇危急，无不皆然，不特产孕之一端也。

调　摄

产后调摄，最宜详慎。盖产后气血虚少，络脉空乏，肢节懈怠，腠理开张，皮毛不实，营卫不固，血道易塞，气道易滞，故致疾之易，而去疾之难，莫甚于此。产后致疾，皆起于纤细易忽之间，其源甚微，其发至钜①。闺房琐屑之事，主者所不及检，医书所不能详，不识避忌，不知防范，或致疾而终身不愈，或疾作而危在片刻。往见一妇，产时至速，不及告人，遂产于地。产后人知，始扶卧于榻。三日后，大热不止，医以为血瘀也，而以桃仁承气投之，数日而死。一时不谨，为害如此，况其大焉者乎。故善调摄者，不使致疾，并可去宿患之疾，不可不知也。

凡产后，产母勿令安卧，宜以高枕倚之，膝宜竖起，勿得伸直，须闭目静神，勿令熟睡，历十二时，乃可安卧。少须八九时。若倦怠者，宜频频呼之，常令欲醒。亦毋高声急语，致使惊恐。盖产后气血上行，若遽令安睡，则气逆而血壅，多致昏晕，必豫防之。膝宜竖者，膝伸则筋骨内掩，恐碍恶露也。

婴儿坠地，即取铁秤锤或石子入火烧红，以醋向产母焠之，使气入鼻，不特可以辟秽，且能收敛神气，散解恶血，以杜血晕。或日焠一二次，三日后止，更佳。

---

① 钜（jù巨）：大。

室中宜避风，丝毫罅隙①，必掩塞之。宜适温凉，毋犯寒暑，将寒即衣，骤暖毋易。夏虽大暑，勿得解衣，毋浴，毋以扇招风，宁失过暖，毋失过寒。

产后宜益母草煮汁，和童便服之，或和清酒，日三五服，三日而止。自产之次日始，日服生化汤一剂，五日而止。瘀未尽者，七日止。大虚者，可加人参少许服之。二三日后，或寒热交作，此骨合也，虚人多有之，但诊无他患，如法服生化汤，勿妄用他药。

十二日后，恶露将尽，气血更新。体虚者，宜服补虚汤十数服。有宿疾者，宜服永安汤，或泽兰汤、羊肉汤，相疾之轻重、体之偏寒偏热而用之，或十余服，或数十②服，可使宿疾尽去，体弱反强。

饮食宜澹泊③，毋食盐，犯之令无乳。毋食生冷坚硬一切异物，毋食炙煿煎炒，毋过于肥腻，皆令致疾。十日内毋食猪肉，一月内毋食猪脂，犯之令经络壅塞。凡食肥甘之物，皆宜去油脂，以清淡为上。清本乎阳，可以益神而育精；浊本乎阴，足以致滞而成积。而酸咸之味，凝血阻脉，尤为切忌也。

产后一月，俗谓之满月，二月谓之大满月。此二月内，不宜力役动作，不宜交合。心志宜和，思虑宜绝，悲恐忧郁，大喜大怒，皆不可犯，七情伤人甚于六气。世有产后羸瘠，谓之蓐劳，多致不治，皆不知调摄之故也。

---

① 罅隙：缝隙。
② 数十：原作"十数"，据文义与《重订产孕集》卷下《调摄》乙正。
③ 澹泊：清淡。

怀 婴

《千金方》论曰：婴儿初生，当即举之，举之稍晚，则令中寒。先浴之，然后断脐。断脐不得以刃，令人隔衣咬断之，以暖气呵之，然后缠结。所留脐带，须令至小儿足跗①，短则儿腹中不调，常下痢。若先断脐然后浴者，则脐中水，令常腹痛。其脐断讫，连脐带中多有虫，宜急拨之去，不尔，则入儿腹成疾。裹儿脐法，椎②治白练③，令柔软，方四寸，新绵厚半寸，与帛等合之，调其缓急，急则令儿吐。若十许日，儿怒啼，似衣中有刺者，此或脐燥，还刺其腹，当解之，易衣更裹。裹时，闭户下帷，燃火令温暖，仍以温粉粉之。若脐不愈，烧绛帛末粉之。若脐中水，当炙粉絮以熨之，不时治护④。

浴儿法，汤须调冷热，冷热失宜，令儿惊。凡儿冬不可久浴，久则伤寒；夏不可久浴，久则伤热。浴儿者，以猪胆汁一枚，取汁投汤中以浴之，终身不患疮疥。儿生三日，宜用桃根汤浴之，良。

生男，宜用父故衣裹之；生女，宜用母故衣裹之。皆勿用新帛衣，不可过厚，令伤儿皮肤，害血脉。婴儿始生，宜时见风日⑤。凡天气和暖无风，宜令乳母将儿于日中嬉戏，则血凝

---

① 足跗：脚面，脚背。

② 椎：同"捶"。《史记·魏公子列传》："朱亥袖四十斤铁椎，椎杀晋鄙。"

③ 白练：白色熟绢。

④ 婴儿初生……不时治护：语本《备急千金要方》卷五《上少小婴孺方上》。

⑤ 时见风日：原作"时风见日"，据文义乙正。风日，风与日，谓风吹日晒。

气刚，肌肉牢密，堪耐风寒，不致有疾病。

《达生编》云：儿生三日浴之，俗谓之洗三。如冬寒，切不可洗①。然《千金方》谓：小儿不浴，令毛落②。则不浴亦非良法，宜如上法，蔽风燃火，下帷而浴之。又云：断脐必以艾蘸油为燃，燎断之，令暖气入腹③。常视之，勿令湿。较《千金》法为佳。南中④收生妪断脐，多于连胞衣处断之，并留胞衣少许，先系紧，然后断之。虽脐带稍长，易于妨碍，然可免入风泄气之患，亦可用也。

婴儿甫生，气欲绝，不能啼，以暖水灌之。不啼以绵絮包裹之，勿断脐，以纸捻蘸油，燃火于脐带下熏之，令暖气入腹，更以热醋汤烫洗脐带，令气回啼哭如常，方可断脐。

若面青身冷口噤者，乃胎寒也，宜僵蚕散急救之。

若因脐缠喉管碍产者，急去其所缠之脐，轻按其背俞及胸口，徐摩其喉管，即气复而啼。

初生有即死者，急看儿口中悬雍⑤，前腭上有泡如石榴子，以指摘破出血，以帛拭去，以发灰糁⑥之。若令恶血入口中即死。

初生撮口不饮乳，名曰马牙，不治则死。马牙之候，儿齿龈有小泡如粟米状，急以针挑出血，用墨磨薄荷汁，断母发裹手指，蘸擦口中令遍。勿饮乳，一时许即瘥。

初生谷道无孔，不得大便，急用金玉簪，揣其是孔处刺通

① 儿生三日……切不可洗：语本《达生编·全婴心法·初生部》。
② 小儿……毛落：语出《备急千金要方》卷五《上少小婴孺方上》。
③ 断脐……令暖气入腹：语本《达生编·全婴心法·初生部》。
④ 南中：指川南和云贵一带，泛指南方。
⑤ 悬雍：腭上肿起者。亦作"悬痈"。
⑥ 糁（sǎn 散）：洒上。

之。以苏合香少许作小铤①，纳孔中。或以油纸纴②之，勿令复合。

若非无孔，而大小便不通者，气胀欲绝。令妇人以温汤漱口，吸唗前后心，并脐下，手足心，共七处，每唗三五次，漱口更唗，取红色为度，须臾自通，不尔则死。或以葱汁、乳汁各半调匀，抹儿口中，与乳咽下，亦通。

若小便不通，不欲饮乳者，以葱白一寸，四破之，以乳汁入银石器内煎，灌之。

若生鹅口疮者，其候口内白屑遍生，舌上鼻上皆有之，不能咽乳。急以乱发缠指，蘸薄荷汁或井华水③拭之，三日当脱。若不脱，可煮菝木汁令浓，以帛缠箸④头拭之。无菝木，栗木亦可，或以白杨枝烧沥涂之。

初生遍体无皮者，以白早米粉扑之，候生皮乃止。若如鱼泡，如水晶，碎则水流者，以蜜陀僧为末糁之。

初生患连舌，以爪摘断之，微有血出无害。若血出不止，以发灰傅之。连舌者，舌下有膜，如榴子中隔，连接舌下，令儿言语不转也。

生六七日后，气血收敛成肉，则口舌喉颊清净。若喉里舌上有物，如芦管中盛水状者，或如胀起者，可以绵缠长针，留刃如粟米大，刺决之，令气泄，去青黄汁，日一刺之，不过三刺即愈。著舌下者，名曰重舌，著上腭者，名曰重腭，治如前法。

---

① 铤：锭子，纺车或纺纱机上绕线的机件。
② 纴（rèn 认）：穿过。
③ 井华水：早晨最先汲取的井水。
④ 箸：筷子。

初生感风，鼻塞不通者，取皂角、草乌等分为末，姜汁调敷囟门，或以姜汁调天南星末敷之。

外肾缩入，不得出者，以硫黄、茱萸各五钱为末，以蒜汁调涂脐腹，仍以蛇床子烧烟熏之。

初生遍体发丹毒，赤肿游走，若入腹即死，名曰赤游，乃胎热也。宜以细针随赤晕周匝刺出恶血，仍以芭蕉汁或蛴螬汁涂之，或以赤小豆末和鸡卵白涂之亦良。

初生二三日，面目绕鼻左右皆黄，闭目撮口而啼，口中干燥，四肢不得伸缩者，乃血脉不敛也。血气沮败，不成肌肉，故有此候。宜龙胆汤。

凡婴儿甫出，先以绵裹指，拭口中及舌上恶血。若啼声发，便入腹中，以成百病。断脐后，宜与甘草汤，以绵裹沾取，与儿吮之，计得一蚬壳许入腹止。儿胸中有恶物者，当快吐之，若不吐，须臾更与尽之。若不吐，是无恶物，勿更与也。

凡母乳儿，不欲太饱，饱则呕吐。如太饱，则以空乳乳之，自消。夏不去热乳，令儿呕；冬不去寒乳，令儿咳且痢。甫交合即乳，令儿羸瘠，交胫不能行。将乳，当先去宿乳，又用力极挼①之，勿令乳急出，令儿噎。若急出，以指按夹之。噎则夺之，令得息，然后乳之。儿若卧乳，母当以臂枕之，令乳与儿平，令儿不噎。欲寐，则夺其乳，恐填塞口鼻，且或致过饱。母卧，毋以口鼻向儿，恐气吹其巅顶。母有热勿乳，犯之令儿变黄。母怒勿乳，犯之令生惊、发痫、上气巅狂。母醉勿乳，犯之令身热腹痛。母新吐下勿乳，犯之令儿虚羸。皆所当慎。

---

① 挼（ruó）：揉搓。

富贵家多置乳妇，而愚蠢之辈不知慎护，不识避忌，寒燠①失候，饥饱违理，因而致疾者最多。故善怀婴者，当自乳为善。必欲置乳妇，宜择气血清和，肥白壮盛之妇，毋犯胡臭、瘿瘘、痼疥②、痴癫、白秃、疬疡、耳聋、齆鼻③、癫痫之疾。夫乳者，血气之所为也。儿之性情未定，藉血气以涵养之。苟饮以恶浊之乳，则气血日昏，性情日劣，变清明而为愚蠢，为患实深，又不特致疾之一端也。

大凡婴儿气血薄弱，施治难于常人，小有不慎，即生重疾。愚医不察，拘执谬说，肆用毒药，往往而殇。夫疾作而治之于后，曷若未疾而慎之于先，未生则调之于母，既生则适其饥饱，量其寒温，疾从何生？而烦广设谬方，遍倡邪说耶。集怀婴一篇，有心保赤者，所当览也。

拯 危

产后诸疾，危迫者多，顷刻生变，有延医治药所不及者。孙子所谓发于秋毫，广于嵩岱也。而世俗治此，恒昧其道，稍有不顺，辄谓不治。治之不善，又不啻下石而杀之。盖能起死而定乱者鲜矣。著拯危一篇，以政惑焉。

产后血晕，最为危急。其候儿甫堕地，母即昏绝，不省人事。急令妇女，以膝裹绵软旧衣，曲抵产户，勿令气泄，一人以一手挽头发，一手掩口鼻，俟稍转动，乃可用药。若不醒，以韭菜一把，细切，瓶盛之，灌以热醋，以瓶口向产母鼻管熏之。仍以铁石器，火烧焠醋，令室中常得醋气。或以醋噀其面，

---

① 燠（yù 玉）：热。
② 痼（guō 郭）疥：疥疮。
③ 齆（wèng 瓮）鼻：因鼻孔堵塞而发音不清。

或以漆器烧之。用药宜辨虚实，虚者，其候昏闷烦乱，卒然晕倒，口张手撒，遗尿鼾声，四肢厥冷，寸口脉微细散乱，或伏匿不至。此正气大虚，微阳欲脱，阴离阳决，危在俄顷，救之稍迟，则气不复返。宜清魂散、定气饮、独参汤、六味回阳饮相度用之。实者，心下满急，神昏口噤，腹胀气粗，两手拳握，脉无虚象。乃下血过少，恶露上逆，当破其恶血，宜黑神散、夺命散救之。

若舌强不语者，败血壅其脉络也，宜四味散。

若见鬼谵妄，言语颠倒，眼见黑花者，宜辨虚实，误者即死。体素虚弱，下血过多，昏迷不省，瞑目无所知，甚则寻衣摸空，错语失神者，虚也，又谓之郁冒。暴亡其血，阳神无所依附，宜安神饮治之。体素壮实，下血未多，发狂见鬼，面青口噤，角弓反张者，实也。败血干心，乱其神明，宜苏合香丸一钱，童便调服，或夺命散、四味散皆宜。

血崩不止，是谓重伤。其候血暴下如注，急若山崩，故名曰崩。唇青肉冷，汗出目瞑，此由阳气大虚，不得收摄，故直下无制，溃决而不可止，宜朝宗汤、补气养血汤，或摄阴汤治之。若少腹满痛，肝脏已坏，不可治矣。

衄血者，口鼻血出不止。口鼻起黑色如烟煤，是胃绝也。气血散乱，多不可治。急以绯线一条，并产母顶心发二茎，合系产母手中指节，令极紧，仍用荆芥散治之。

产后大喘，乃死候也。此由阳气素衰，所下过多，血竭于下，气留于上，无所依附，独聚肺中，孤阳绝阴，命在呼吸。宜独参汤、定气饮、六味回阳饮。轻者，小参苏饮。若血下少而作喘者，其喘不甚，由于瘀血入肺，窒碍气道，宜桃仁汤治之。

若咳逆不止欲死者，以肉桂五钱，姜汁三合同熬，稍服半合许，以手摩肺俞令热，以余汁涂之，时摩时涂，汁尽即愈。

阴脱者，子宫脱出。或脱出如脱肛者，盖产时努力所致，宜当归黄芪饮。若脱出如线，长三四尺，手触之则痛甚者，宜慎护之，不可令断，断则死。以姜三斤，连皮捣之，清油二斤和炒，以油干为度。以熟绢五尺许，叠数层，承其线，屈曲作圆形，纳户口，以绢袋盛姜，温熨之，冷即易，一日夜，当入其半，二日当愈，仍内服失笑散助之。

凡产后危证，皆属虚寒，恶血为患，仅十之三四。而昧者多以去瘀破血该之，肆用攻伐，复杂寒凉，邪说盛行，古法晦昧①。夫血已亡而复破之，阳已衰而复泄之，危如转烛，正救犹恐不及，而尚妄谬为之耶。有识者尚其慎之，毋为邪说所惑也。

去 疾

产后治疾，当以温补为主，去瘀次之。《千金方》论曰：妇人产讫，五脏虚赢，惟得将补，不可转泻。若其有病，不须驶②药，若行驶药，转更增虚，就中更虚，向生路远③。朱彦修曰：胎前毋滞，产后毋虚。亮哉斯言，不易之法也。而方今医者，用法多殊。阳虚发热，妄用滋降，气逆作喘，谓之痰火。岂未见《千金》诸说耶？朱氏为滋阴降火之祖，而于产后大热，亦用干姜。虽说理未明，而用法则合，而宗其说者，并此而背

---

① 晦昧：隐晦不明。

② 驶：迅疾。《备急千金要方》卷三《妇人方中·虚损》作"快"。

③ 妇人产讫……向生路远：语出《备急千金要方》卷三《妇人方中·虚损》。

之，可异也已。

《脉经》曰：产后之脉，洪实不调者，死；沉微附骨者，生。又曰：沉小者，生；实大坚强急者，死①。盖产后当虚，沉小而微，虚寒之象也。当虚反实，则阴阳相并，气血眢乱，《素问》所谓气并则无血，故脉象反盛。犹之真脏之脉，多属坚强，绝无生意者也。知脉理则知治法，知治法则知病情矣。

大凡产后诸疾，虚寒者十之六七，瘀滞半之，内伤外感又半之，而总不外温补二法。常有之候，曰恶露不行，曰发热，曰尿血，曰无乳汁，曰头脑心腹腰胁痛，曰呕逆，曰淋沥，曰遗溺，曰泄痢，曰便秘，曰阴肿痛痒，曰交骨不合。其甚者，曰伤寒，曰中风，曰浮肿，曰虚劳。凡此数者，世俗犯之，有终身不愈者，至中风虚劳，多归不治。由古法久废，下士多愚，非必死之证也。

恶露之候，产后下血过少，腹满而胀，痛引少腹，牵掣腰背，宜加味生化汤。甚者逆抢心胸，手足厥冷，唇干腹大，短气促喘，宜甘草汤。若败血不下，成块作痛，俗谓之儿枕痛，乃血瘕也，宜失笑散、立效散、古铁酒、乌贼骨汤治之。

产后发热，其候大热烦躁，昼轻夜重，或谵语神昏，脉虚大者，虚也，宜当归补血汤。肠②内痛，有块者，瘀也，宜生化汤。感冒者，宜补虚，加干姜汤、四物炮姜汤。若因蒸乳而热者，乳必胀痛，去乳汁即愈。若往来寒热者，宜柴胡汤主之。

新产无乳，其故有二：阳虚阴盛，无以化之营血，不得温升，故不能生乳。体素羸弱者多有之，旧说所谓血虚③无乳者，

① 产后之脉……死：语本《脉经》卷九《平妇人病生死证》。
② 肠：《重订产孕集》卷下《去疾》作"腹"。
③ 血虚：原作"虚血"，据文义及《重订产孕集》卷下《去疾》乙正。

即此候也。宜益阳以化阴，温经以通络，宜营汤主之。气滞血阻，脉络不通，乳道壅闭，亦无乳，宜猪蹄汤或贝母汤主之。

头痛者，血虚也。其候痛连巅顶，掣引脑项，紧急欲死。厥阴少阳阳明之脉会于巅，络于额，贯于脑，骤亡其血，脉络不安，故震动而痛。宜小补血汤。即少挟风邪，不可发散，宜一奇散主之。

心腹疼痛，多由血瘀气结，挟寒而起，宜芎归理中汤。若虚羸而腹痛，少气不得息，少腹拘急，牵引腰背，不能饮食者，宜内补当归建中汤。

腰痛者，下焦虚寒，血滞不行也，宜续断饮。

胁痛者，肝虚也，宜四物干姜汤。

冬月产后，脐下痛者，宜羊肉汤。

呕逆之候，腹胀满闷，食入即吐，此败血瘀阻，胃气不降也，宜抵胜汤。

淋沥遗溺，由于下焦虚寒，或产理不顺，妄用谬法，损伤腑络，宜桑螵蛸散、鹿角霜饮。

损者，宜参术膏或参术饮。然宜速治，缓则无及矣。

尿血者，血随溺下，渗沥不已，甚则溺孔作痛，宜竹茹汤。

若渴，或淋而渴者，宜竹叶汤。

产后泄痢，多因脾虚感寒，其候杂下五色，或赤白脓血，日十数行，腹痛困顿，宜芍药汤。甚者，桂蜜汤、禹余粮汤。久不已者，宜豆麦饮。

泄泻者，宜安中汤或补中益气汤。

便秘不通，多由津亏之故，或误发其汗，阳泄于外，胃气不降，宜泽府汤、降胃汤。

阴肿痒痛，木郁下陷也，宜温肝汤。

交骨不合，阳气大虚也，宜十全大补汤，或加味芎归汤。

产后伤寒，治法与产前同。产前宜安胎，产后宜补血，小柴胡汤主之。若因伤寒时疾，热入血室者，宜小柴胡加桃仁五灵脂汤，或柴胡地黄汤。热渴者，熟地黄汤、人参当归饮治之。

中风之候，舌寒唇急，手指振动，甚则牙关紧急，手足瘈疭，背项强直，一身皆重，或痛或痒，呕逆直视，角弓反张，名曰痓风。此因虚风冷湿及劳伤所为。《千金方》论曰：凡产后诸风，不得用毒药，不得发汗，特忌吐利，犯之必死①。盖阳虚阴惫之候，中气未定，乙木不得温升，郁而生风，播煽腑脏，外则风冷袭之，束其皮腠，表气壅遏，激烈愈增，内外交煽，津液消亡，筋脉挛缩，故手足瘈疭，牙关紧急，项背强直，角弓反张，诸症作焉。较之寻常中风之候，其甚十倍，治亦如之，非可忽略为也。《千金》大豆紫汤、独活汤、华陀愈风散、海藏防风当归散，皆精当可用。若中柔风者，举体疼痛，自汗出，宜独活当归汤。若夏秋，宜用浴法。

产后浮肿，乃大虚也。脾恃中气，以运阴阳。中气者，阳气也。产后亡血，阳气大虚，脾无所恃，失转运之正，水气停蓄，津液阻梗。木郁于左，无升达之力；金逆于右，无下行之路。气位于上，水位于下，肺不降，则水上逆，肝不升，则气下陷。上逆则肿头目，下陷则肿肚腹。四肢者，诸阳之本，脾之所属也。血亡阳散，失所依附，渔②于四末，而水湿随之，无所泄越，故壅阻而为肿。前人论此，谓恶血流入四肢。夫恶血瘀滞，能为痿痹而不为浮肿，浅小之见，无足深辨。前人诸

① 凡产后诸风……犯之必死：语本《备急千金要方》卷三《妇人方中·中风》。

② 渔：散布。

方，精者绝少，宜驭中汤、小肾气汤。若因中风而肿者，宜大豆酒治之。

产后虚劳，名曰蓐劳。其候乍起乍卧，饮食不化，时作嗽咳，目昏头痛，口渴盗汗，寒热往来，喘乏自汗，少气惊悸。此由摄养不善，内伤七情，阳陷阴逆，升降倒置，腑脏交病，表里均亏。误用寒凉，即死不治。宜羊肉汤、猪肾汤、羊肉黄芪汤、鹿肉汤、当归芍药汤消息治之。若流汗不止者，宜鲤鱼汤。

虚烦者，人参汤、甘竹茹汤。兼见大热者，宜知母汤。

胸中逆气者，宜薤白汤主之。

若因交合过早，劳损下血者，宜熟地黄汤。

凡此诸候，皆常见之疾，达其理，通其法，无有不瘳。外此，则有跌仆损伤一切非常异候，皆不具著，明其大旨，推广而贯通之，亦可无所窒滞矣。

卷 八

幼科要略

按：襁褓小儿体属纯阳，所患热病最多。世俗医者，固知谓六气之邪皆从火化，饮食停留、郁蒸变热、惊恐内迫、五志动极皆阳。奈今时治法，初则发散解肌以退表热，仍混入消导，继用清热苦降，或兼下夺，再令病家禁绝乳食，每致胃气索然，内风来乘，变见惊痫，告毙甚多。

又按：婴儿肌肉柔脆，不耐风寒；六腑五脏气弱，乳汁难化。内外二因之病自多，然有非风寒竟致外感，不停滞已属内伤，其故何欤？尝思人在气交之中，春夏地气之升，秋冬天令之降，呼出吸入，与时消息。间有秽浊吸入，即是三焦受邪，过募原直行中道，必发热烦躁。倘幼医但执表散消导，清火通便，病轻或有幸成，病重必然颠覆。钱仲阳云：粪履①不可近襁褓小儿。余言非无据矣。四十年来，治效颇多，略述其概云。

夫春温夏热，秋凉冬寒，四时之序也。春应温而反大寒，夏应热而反大凉，秋应凉而反大热，冬应寒而反大温，皆不正之乖气也。病自外感，治从阳分，若因口鼻受气，未必恰在足太阳经矣。大凡吸入之邪，首②先犯肺，发热咳喘。口鼻均入之邪，先上继中，咳喘必兼呕逆膜胀。虽因外邪，亦是表中之里，设宗世医发散阳经，虽汗不解。幼稚质薄神怯，日期多延，病变错综，兹以四气常法列下。

---

① 粪履：指污秽之物。
② 首：原作"守"，据文义及《临证指南医案》卷十《幼科要略》改。

伏 气

春温一证，由冬令收藏未固，昔人以冬寒内伏，藏于少阴，入春发于少阳，以春木内应肝胆也。寒邪深伏，已经化热，昔贤以黄芩汤为主方，苦寒直清里热。热伏于阴，苦味坚阴，乃正治也。知温邪忌散，不与暴感门同法。若因外邪先受，引动在里伏热，必先辛凉以解新邪，继进苦寒以清里热。况热乃无形之气，幼医多用消滞攻治有形，胃汁先涸，阴液劫尽者多矣。

备用方：黄芩汤、凉膈散、葱豉汤新邪引动伏邪、清心凉膈散。

风 温

风温者，春月受风，其气已温。《经》谓：春气病在头①，治在上焦。肺位最高，邪必先伤，此手太阴气分先病。失治则入手厥阴心胞络，血分亦伤。盖足经顺传，如太阳传阳明，人皆知之。肺病失治，逆传心胞络，幼科多不知者。俗医见身热咳喘，不知肺病在上之旨，妄投荆、防、柴、葛，加入枳、朴、杏、苏、卜子②、楂、麦、广皮之属，辄云解肌消食。有见痰喘，便用大黄、礞石滚痰丸，大便数行，上热愈结。幼稚谷少胃薄，表里苦辛化燥，胃汁已伤，复用大黄大苦沉降丸药，致脾胃阳和伤极，陡变惊痫，莫救者多矣。

按：此症风温肺病，治在上焦。夫风温、春温忌汗，初病投剂，宜用辛凉。若杂入消导发散，不但与肺病无涉，劫尽胃

---

① 春气病在头：语出《素问·金匮真言论》。
② 卜子：萝卜子，即莱菔子。

汁，肺乏津液上供，头目清窍徒为热气熏灼，鼻干如煤，目瞑，或上窜无泪，或热深肢厥，狂躁，溺涩，胸高气促，皆是肺气不宣化之征。斯时若以肺药少加一味清降，使药力不致直趋肠中，而上痹可开，诸窍自爽。无如①城市庸医，佥②云结胸，皆用连、蒌、柴、枳苦寒直降，致闭塞愈甚，告毙甚多。

按：此症初因发热喘嗽，首用辛凉，清肃上焦，如薄荷、连翘、牛蒡、象贝、桑叶、沙参、栀皮、蒌皮、花粉。若色苍，热胜烦渴，用石膏、竹叶辛寒清散。痧症亦当宗此。若日数渐多，邪不得解，芩、连、凉膈亦可选用。至热邪传入膻中，神昏目瞑，鼻窍无涕泪，诸窍欲闭，其势危急，必用至宝丹或牛黄清心丸。病减后余热，只甘寒清养胃阴足矣。

备用方：苇茎汤、清心凉膈散、凉膈散、泻白散、葶苈大枣汤、白虎汤、至宝丹、清心牛黄丸、竹叶石膏汤、喻氏清燥救肺汤。

暑 热

夏为热病，然夏至已前，时令未为大热，《经》以先夏至病温、后夏至病暑。温邪前已申明，暑热一症，幼医易眩。夏暑发自阳明，古人以白虎汤为主方，后贤刘河间创议，迥出诸家，谓温热时邪，当分三焦投药，以苦辛寒为主。若拘六经分证，仍是伤寒治法，致误多矣。盖伤寒外受之寒，必先从汗解，辛温散邪是已；口鼻吸入之寒，即为中寒阴病，治当温里，分三阴见症施治。若夫暑病，专方甚少，皆因前人略于暑，详于寒

① 无如：无奈。
② 佥（qiān 签）：全。

耳。考古如《金匮》暑、湿、痓之因，而洁古以动静分中暑、中热，各具至理，兹不概述。论幼科病暑热，夹杂别病有诸，而时下不外发散消导，加入香薷一味，或六一散一服。考《本草》香薷辛温发汗，能泄宿水，夏热气闭无汗，渴饮停水，香薷必佐杏仁，以杏仁苦降泄气也。长夏湿令，暑必兼湿，暑伤气分，湿亦伤气。汗则耗气伤阳，胃汁大受劫烁，变病由此甚多。发泄司令，里真自虚。张凤逵①云：暑病首用辛凉，继用甘寒，再用酸泄酸敛，不必用下②。可称要言不烦矣。然幼科因暑热蔓延，变生他病，兹摘其概。

受热厥逆

夏令受热，昏迷若惊，此为暑厥。即热气闭塞孔窍所致，其邪入络，与中络同法，牛黄丸、至宝丹芳香利窍可效。神苏以后，用清凉血分，如连翘心、竹叶心、元参、细生地、鲜生地、二冬之属。此证初起，大忌风药。初病暑热伤气，竹叶石膏汤，或清肺轻剂。大凡热深厥深，四肢逆冷，但看面垢齿燥，二便不通，或泻不爽为是，大忌误认伤寒也。

疳

幼儿断乳纳食，值夏月脾胃主气，易于肚膨泄泻，头热，手足心热，形体日瘦，或烦渴善食，渐成五疳积聚。当审体之强弱，病之新久。有余者，当疏胃清热。食入，粪色白，或不化，当健脾佐消导清热。若湿热内郁，虫积腹痛，导滞驱虫微

---

① 张凤逵：字鹤腾，明万历、天启年间颍州（今安徽阜阳）人。著有《伤暑全书》二卷。

② 暑病首用辛凉……不必用下：语本《增订叶评伤暑全书》卷中《古今名医暑证汇论·刘河间·中暑论》。

下之，缓调用肥儿丸之属。

口疳

夏季秋热，小儿泄泻，或初愈未愈，满口皆生疳蚀，尝有阻塞咽喉致危者。此皆在里湿盛生热，热气蒸灼，津液不升，湿热偏伤气分。治在上焦，或佐淡渗，世俗常刮西瓜翠衣治疳，取其轻扬渗利也。

胀

夏季湿热郁蒸，脾胃气弱，水谷之气不运，湿着内蕴为热，渐至浮肿腹胀，小水不利。治之非法，水湿久渍，逆行犯肺，必生咳嗽喘促，甚则坐不能卧，俯不能仰，危期速矣。大凡喘必生胀，胀必生喘。方书以先喘后胀者，治在肺；先胀后喘①者治在脾，亦定论也。《金匮》有风水、皮水、石水、正水、黄汗，以分表里之治，河间有三焦分消，子和有磨积逐水，皆有奥义。学者不可不潜心体认，难以概述。阅近代世俗论水湿喘胀之证，以《内经》开鬼门取汗为表治，分利小便洁净府为里治，《经旨·病能篇》②谓诸湿肿满，皆属于脾③。以健脾燥湿为稳治，治之不效，技穷束手矣。不知凡病皆本乎阴阳，通表利小便，乃宣经气，利腑气，是阳病治法。暖水脏，温脾肾，补方以驱水，是阴病治法。治肺痹以轻扬开上，治脾必佐温通。若阴阳表里乖违，脏真日漓④，阴阳不运，亦必作胀。治以通

① 先胀后喘：原作"先喘后胀"，据文义及《临证指南医案》卷十《幼科要略》改。

② 经旨病能篇：即《内经要旨·病能》。

③ 诸湿肿满皆属于脾：语出《古今医统大全》卷之二《内经要旨·病能》。

④ 漓：丧失。

阳，乃可奏绩，如局方禹余粮丸。甚至三焦交阻，必用分消；肠胃窒塞，必用下夺。然不得与伤寒实热同例，擅投硝、黄、枳、朴，扰动阴血。若太阴脾脏饮湿阻气，温之补之不应，欲用下法，少少甘遂为丸可也。其治实证，选用方法备采。

备用方：葶苈大枣汤、泻白散、大顺散、牡蛎泽泻散、五苓散、越婢汤、甘遂半夏汤、控涎丹、五子五皮汤、子和桂苓汤、禹功丸、茯苓防己汤、中满分消汤、小青龙汤、木防己汤。

吐泻霍乱

吐泻一证，幼儿脾胃受伤，陡变惊搐最多。若是不正秽气触入，或口食寒冷，套用正气散、六和汤、五积散之类。正气受伤，肢冷呃忒①，呕吐自利，即用钱氏益黄散。有痰，用星附六君子汤、理中汤等。倘热气深伏，烦渴引饮，呕逆者，连香饮、黄连竹茹橘皮半夏汤。热闭神昏，用至宝丹；寒闭，用来复丹。

食瓜果泄泻

稚年夏月食瓜果，水寒之湿着于脾胃，令人泄泻。其寒食积聚②，未能遽化热气，必用辛温香窜之气。古方中消瓜果之积，以丁香、肉桂，或用麝香。今七香饼治泻，亦祖此意。其平胃散、胃苓汤亦可用。

疟

疟因暑发居多，方书虽有痰、食、寒、热、瘴疠之互异，幼稚之疟，都因脾胃受病。然气怯神弱，初病惊痫厥逆为多，

---

① 呃忒（tè 特）：呃逆。
② 寒食积聚：《临证指南医案》卷十《幼科要略》作"寒湿积聚"。

在夏秋之时，断不可认为惊痫。大方疟证，须分十二经，与咳证相等。若幼科庸医，但以小柴胡去参，或香薷、葛根之属，不知随证定方，惟以套方治病，最足误事。况幼稚纯阳，暑为热气，症必热多烦渴。邪自肺受者，桂枝白虎汤二进必愈。其有冷食不运，有足太阴脾病见证，初用正气，或用辛温，如草果、生姜、半夏之属。方书谓：草果治太阴独胜之寒，知母治阳明独胜之热。疟久色夺，唇白汗多馁弱，必用四兽饮。阴虚内热，必用鳖甲、首乌、知母，便渐溏者忌用。久疟营伤寒胜，加桂、姜。拟初、中、末疟门用药于下。

初病暑风湿热疟药

脘痞闷：枳壳、桔梗、杏仁、厚朴二味喘最宜、瓜蒌皮、山栀、香豉。

头痛宜辛凉轻剂：连翘、薄荷、赤芍、羚羊角、蔓荆子、滑石淡渗清上。

重则用石膏，口渴用花粉，烦渴用竹叶石膏汤，热甚则用黄芩、黄连、山栀，夏季身痛属湿，羌、防辛温宜忌，宜用木防己、蚕沙。

暑热邪伤，初在气分，日多不解，渐入血分，反渴不多饮，唇舌绛赤，芩、连、膏、知不应，必用血药，谅佐清气热一味足矣。

轻则用青蒿、丹皮汗多忌、犀角、竹叶心、元参、鲜生地、细生地、木通亦能发汗、淡竹叶。

若热久痞结，泻心汤选用。

又，夏月，热久入血，最多蓄血一证，谵语昏狂。看法以小便清长者，大便必黑为是，桃仁承气汤为要药。

幼稚疟久，面肿腹膨，泄泻不欲食，或囊肿，或跗肿，必用东垣益气以升阳。倘脾阳消惫，前方不应，用理中汤或钱氏益黄散。得效二三日，须投五苓散一二日，再与异功、参苓白术散之类，必全好。

徐忠可[①]注《金匮》有云：幼儿未进谷食者，患疟久不止，用冰糖浓汤。余试果验。

疟多用乌梅，以酸泄木安土之意。用常山、草果乃劫其太阴之寒，以常山极走，使二邪不相并之谓。用人参、生姜曰露姜饮，一以固元，一以散邪，取通神明，去秽恶之气。总之，久疟气馁，凡壮胆气皆可止疟，未必真有疟鬼。又疟邪既久，深入血分，或结疟母，鳖甲煎丸。设用煎方活血通络可矣。

痢

痢疾一证，古称滞下，盖里有滞浊而后下也。但滞在气、滞在血，冷伤、热伤而滞非一。今人以滞非食，但以消食，并令禁忌饮食而已。夫疟、痢皆起夏秋，都因湿热郁蒸，以致脾胃水谷不运。湿热灼气血为黏腻，先痛后痢，痢后不爽。若偶食瓜果冰寒即病，未必即变为热，先宜辛温疏利之品。若脓血几十行，疗痛后重，初用宣通驱热，如芩、连、大黄，必加甘草以缓之。非如伤寒粪坚，须用芒硝咸以软坚，直走破泄至阴。此不过苦能胜湿，寒以逐热，足可却病。古云：行血则便脓愈，导气则后重除。行血凉血如丹皮、桃仁、延胡、黑楂、归尾、红花之属，导气如木香、槟榔、青皮、枳、朴、广皮之属。世俗通套，不过如此。盖疟伤于经，犹可延挨；痢关乎脏，误治必危。诊之大法，须明体质强弱，肌色苍嫩，更询起居致病因

---

① 徐忠可：徐彬，字忠可，清代医家。著有《伤寒方论》《金匮要略论注》等。

由。初病体坚证实，前法可遵；久病气馁神衰，虽有腹痛后重，亦宜详审，不可概以攻积清夺施治。附记施姓子案，另见治验篇。

噤口不纳水谷，下痢，都因热升浊攻，必用大苦。如芩、连、石莲清热，人参辅胃益气，热气一开，即能进食。药宜频频进二三口。

小儿休息久痢，变为粪后下血，最难速愈。有因气弱下陷者，补中益气；虚寒饮食不化者，钱氏益黄散；湿热未净，气分延虚者，清暑益气汤。胃强善食者，苦寒清热，更节饮食，须善调经月。

久泻久痢，必伤及肾，以肾司二便也。必肛门后坠不已，与初病湿热里急下重不同。治以摄阴液，或佐疏补，久则纯于摄纳。

小儿热病最多者，以体属纯阳，六气着入①，气血皆化为热也。饮食不化，蕴蒸于里，亦从热化矣。然有解表已，复热；攻里热已，复热；利小便愈后，复热；养阴滋清，热亦不除者。张季明②谓：元气无所归着，阳浮而倏热矣③。六神汤主之。

秋　燥

秋深初凉，稚年发热咳嗽，证似春月风温证。但温乃渐热之称，凉即渐冷之意，春月为病，犹冬藏固密之余，秋令感伤，恰值夏热发泄之后。其体质之虚实不同，但温自上受，燥自上伤，理亦相等，均是肺气受病。世人误认暴感风寒，混投三阳发散，津劫燥甚，喘急告危。若果暴凉外束，身热痰嗽，只宜

①　入：《临证指南医案》卷十《幼科要略》作"人"。
②　张季明：张杲，字季明，南宋著名医史学家。著有《医说》。
③　元气……倏热矣：语本《医说》卷十《小儿·小儿发热治法》。

葱豉汤，或苏梗、前胡、杏仁、枳、桔之属，仅一二剂亦可。更有粗工，亦知热病，与泻白散加芩、连之属，不知愈苦助燥，必增他变。当以辛凉甘润之方，气燥自平而愈，慎勿用苦燥劫烁胃汁。

秋燥一证，气分先受，治肺为急。若延绵数十日之久，病必入血分，又非轻浮肺药可医。须审体质症端，古谓治病当活泼泼地，如盘走珠耳。

冬 寒

深秋入冬，暴冷折阳，外感发热，头痛身痛，呕恶，必从太阳。若渴能饮水者，里热见证，即非纯以表散。伤寒每以风伤卫用桂枝法，寒伤营用麻黄法。小儿肌疏易汗，难任麻、桂辛温，表邪太阳治用，轻则紫苏、防风一二味，身痛用羌活，然不过用一剂。伤风证亦肺病为多，前、杏、枳、桔之属。辛胜即是汗药，其葱豉汤，乃通用要方。若肢冷寒战，呕吐自痢，或身无热，即从中寒里证，三阴须分。但小儿科太阴中寒最多，厥阴间有，若冬令应寒，气候温暖，当藏反泄，即能致病，名曰冬温。温为欲热之渐，非寒证得汗而解。若涉表邪一二，里热必兼七八，是瘾疹、丹痧，非徒风寒。或外受之邪与里邪相薄，亦令郁于经络；或饮醇厚味，里热炽烈，而卫气不与营分相和；或不正直入内侵，即有腹痛下利诸证。其治法按证，必以里证为主，稍兼清散有诸。设用辛温，祸不旋踵矣。至于痧痘时疠，须分四气也。

看三关法

滑氏①云：小儿三岁以内，看男左女右手虎口三节，曰三关。纹色紫热，红伤寒，青惊风，白疳病，黄色、淡红乃平常小恙。其筋纹宜藏，不宜暴露。若见黑色，则为危险。再脉纹见下截风关为轻，中截气关为重，上截命关为尤重耳。直透三关为大危。

痧疹 痧子吴音② 痘子③浙江 疹北音 丹

痧属阳腑经邪，初起必从表治。症见头痛，喘急咳嗽，气粗呕恶。一日二日即发者轻，三五日者重。阳病七日外，隐伏不透，邪反内攻，喘不止，必腹痛胀秘，闷危矣。治法宜苦辛清热，凉膈去硝、黄。

方书谓足阳明胃疹，如云布密，或大颗如痘，但无根盘。方书谓手太阴肺疹，但有点粒，无片片者，用辛散解肌。冬月无汗，壮热喘急，用麻杏，如华盖散、三拗汤；夏月无汗，用辛凉解肌，葛根、前胡、薄荷、防风、香薷、牛蒡、枳、桔、木通之属。

古人以表邪口渴，即加葛根，以其升阳明胃津。热甚烦渴，用石膏辛寒解肌，无汗忌用。

凡疮疹，辛凉为宜。连翘辛凉，翘出众草，能升能清，最

---

① 滑氏：滑寿，字伯仁，晚号撄宁生，元末明初医家。著有《难经本义》《十四经发挥》等。

② 吴音：吴地的方言。吴地，包括今江苏南部、太湖周边地区、浙江北部和安徽东部的部分地区。

③ 痤（cù 簇）子：麻疹。

利幼科，能解小儿六经诸热。

春令发痧从风温，夏季暑风暑必兼湿，秋令从热烁燥气，冬月从风寒。

痧宜通泄，泄泻为顺，下痢五色者亦无妨。惟二便不利者，最多凶症，治法大忌止泻。

痧本六气客邪，风寒暑湿必从火化，痧既外发，世人皆云邪透。孰谓出没之际，升必有降，胜必有复。常有痧外发，身热不除，致咽哑龈腐，喘急腹胀，下痢不食，烦躁昏沉，竟以告毙者，皆属里证不清致变。须分三焦受邪孰多，或兼别病累瘁，须细体认。上焦药用辛凉，中焦药用苦辛寒，下焦药用咸寒。

上焦药，气味宜轻，以肺主气，皮毛属肺之合。外邪宜辛胜，里甚宜苦胜。若不烦渴，病日多邪郁不清，可淡渗以泄气分。

中焦药，痧火在中，为阳明燥化，多气多血，用药气味苦寒为宜。若日多胃津消烁，苦则助燥劫津，甘寒宜用。

下焦药，咸苦为主。若热毒下注成痢，不必咸以软坚，但取苦味坚阴燥湿。

古人以痧为经腑之病，忌温燥涩补，所谓痘喜温暖，疹喜清凉也。然常有气弱体虚，表散寒凉非法，淹淹①酿成损怯。但阴伤为多，救阴必扶持胃汁。气衰者亦有之，急当益气。稚年阳体，纯刚之药忌投。《幼科方书歌括》曰：赤疹遇清凉而消，白疹得温暖而解。此温字即后人酒酿、桎木、粗草纸、木棉纱之属，虽不可不知，然近年用者多无益。

---

① 淹淹：体弱气微。

痧疳，湿盛热蒸，口舌咽喉疳蚀，若不速治，有穿腮破颊，咽闭喘促告毙矣。治之宜早，外治另有专方。若汤药方法，必轻淡能解上病，或清散亦可。

痧痢乃热毒内陷，与伤寒协热邪尽则痢止同法。忌升提，忌补涩。轻则分利宣通，重则苦寒解毒。

痘

论痘首推钱仲阳、陈文中二家，钱用寒凉，陈用温热，确乎相左。丹溪祖钱非陈，分解毒、和中、安表为要，以犀角地黄汤为主方，举世宗之，莫敢异议。后之万氏以脾胃为主，魏氏以保元为主，皆从二家脱化。费建中《救偏》，悉以石膏、大黄，胡氏辄投汗下。松江东地，多宗秦镜明①；京口江宁，咸推管桥《保赤》；吾苏悉遵翁仲仁②《金镜录》，可谓家喻户晓者。其取长，在看不在乎治，看法精确，有可以前知之巧妙。后之翟氏、聂氏，深以气血盈亏，解毒化毒，分晰阐扬钱、陈底蕴，超出诸家。因分别太多，读者目眩心愦，不若翁仲仁刍荛③悦口也。然眼目之功，须宗翁氏，而汇治讲究，参之诸家可矣。姑举看法。

大凡发热三日而后见标，是其常，即以热势参详见症，定其吉凶。翁仲仁《金镜录》甚明，兹不复赘，其未刻悉补入。

伤寒邪由外入，痘子热从内起，但时邪引动而出，与伤寒

---

① 秦镜明：疑误，当作"秦景明"。秦景明，明末清初医家，尤擅长治疗痘疹。

② 翁仲仁：字嘉德，明代儿科医家。擅医痘疹，曾撰《痘疹金镜录》（又作《痘疹全婴金镜录》《幼科痘疹金镜录》）三卷。

③ 刍荛（chúráo 除饶）：指打柴割草之人，喻通俗易诵读。

同途。

周岁小儿，初热即现惊搐昏迷之状最多。世俗谓惊痘最好，此言未必皆然。方书云：先惊后痘者生，先痘后惊者死。频频惊厥，最多闷痘。盖痘由肾至肝，至心脾及肺，自里至外，自深及浅。未发之前，痘热已先内动，目现水晶光芒，肾热也。水生木而入肝，木生火而入心，火生土而入脾，土生金而入肺。其先天痘毒从至阴以达阳，全藉身中元气领载充长以化毒为浆，浆必浓厚苍老而始结痂。毒已外泄，元气内返，斯无变症。周岁以内，身小元弱，常有热一日即出，亦有顺痘，但须看神气静躁，热势轻重。见点徐徐而出，既出即长，热缓安乳，便是好症。若神气虽安，热亦不盛，痘点虽不多，形呆色钝，或作头软足落，脉懒不束筋骨，隐隐叹息，或短气如喘，或呕或泻，最多闷症。

若二三日间，痘苗已长，色亦颇好，竟夜终日烦躁不止，最防隐处发疔及发斑夹疹等症。

一发热烦躁，标点虽见，热躁愈加。细询无忽，再参兼症。为六气郁遏者，从时气治；为内伤停滞者，从里证治。亦有表里两解治，亦有下夺者。但下法寒凉之中必须活血理气，防其凝涩冰伏。

初起，必三次而出，热止即齐。其赠点亦有陆续发出者，须看颜色、灵活、生气，顷刻转机变化为要。察形辨证，治法用药，表药活血疏肌，次则凉血解毒。实热便闭者微下之。虚弱气怯者，忌进疏解寒凉。间有虚寒弱稚，初发身不大热，四肢皆冷，吐乳泻乳，痘点不长，闻声悠悠欲绝，望色惨淡无形，恰在一二朝间。余治程氏女案可征也。见治验医案。

凡看痘，先论儿体强弱、辨肌色。如色白多气虚，色苍多血热，形象尫羸有宿病或渴乳。肌柔白嫩者，痘必鲜明；苍黑皮粗者，色必暗晦。羸瘦病质，色燥形枯，必须辨，依期长养，内症安和。

病躯出痘，即平常无奇，亦难调理。歌诀云：形体羸瘦骨如柴，肌肉枯焦神思衰，遍体铺排如此痘，纵能浆足亦堪嗟。

一初见腰痛足软，不能起立者，死。此毒伏于肾。

一初见腹胀胸高，续增喘哕者，死。

一初见目睛呆瞪，或暗无光，或黑白高低，皆属紧闷症。

一初见痘，烦躁不止，即防疔斑，疔必现于隐处，多死。

一初见痘，痘不续发，斑色深紫，渐变蓝黑，六日内死。

一初见痘，紫斑渐起，痘反隐伏，此名紫斑白闷。

一初见痘，痘斑间杂，若似洒朱点墨，必死。

已上皆论初见看法，以定凶危。发齐热退后，皆无诸恶证。翁仲仁云：三日四日，痘出当齐，点至足心，势方安静。若论幼小之儿，气血易周，常有未及三日而发齐者。年长之体，四日以外，犹有赠发者。痘子稀少，数不盈百，不必点至足心。仲仁大意，谓发齐安静，无虑变症。然须辨明痘形痘色是何等呈色。身体强壮，痘属上中，方可许其无虑。倘幼小弱质，或病后，或带别病而后布痘，未可见痘好浪许，再以冬夏气候审详，可以百千无误。

今世用方，初见宜解肌疏表通套法十六味：荆芥四日不用、防风三日不用、前胡三日不用、牛蒡四日不用、紫草二三日便滑忌木通、红花、甘草、赤芍、天虫、楂肉、川芎、连翘、桔梗、广皮、蝉脱①三四日不用。

---

① 蝉脱：蝉蜕。

方书中未见点，用升麻葛根汤，今人不用。伍氏方法，见点忌升麻。后人谓葛根表疏亦忌。此轻扬升表通套药，若里证急须两解。

伍氏方一二日用羌防透肌汤，今人不用，恶其辛温气雄也。一二日壮热气促，烦渴便秘，痘粒不发，翁仲仁云：若非风寒壅遏，定是气虚不振。愚谓近世布痘，每盛发于君相风木燥金司令，盖非火不发也。火郁发之，升阳散火是已。但前症若里热甚重，煎灼脂液，苟非苦寒下夺佐以升表，不能用也，费建中①方颇为中的。

石膏　大黄　连翘　赤芍　青皮腹痛用　楂肉　花粉　紫草木通　丹皮辛凉入血　犀角辛凉通血

发齐后用黄连。

凡寒凉清火解毒，必佐活血疏畅，恐凝滞气血也。

实热便秘，通用凉膈、通圣、前胡枳壳汤、四顺清凉散。

痘四日发足，伍氏遵古方，用牛蒡熟末三分，用荸荠汁、酒酿炖热调匀，临服刺入生鸡冠血十余滴与服，毒轻者即起光润之色，世皆宗之。

发齐已四五日，用凉血解毒汤药，伍氏名四圣饮，非扁鹊原方。

凡看痘，初起要根盘，其痘易长绽，倘尖瘦不肥多险。成浆之后，务要根盘即化一线，圈红紧附，顶满滚圆，是为毒化。若顶陷顶皱，根盘黯僵，其毒与气血交凝，实宜攻，虚宜补。

实火宜清，攻不宜早。看来火色大赤，痘形色湿润，方可

---

① 费建中：费启泰，字建中，号德荪。明清间浙江乌程县人。著有痘科专著《救偏琐言》。

攻托。否则搔擦立至，干剥毒陷不治。

虚有血虚、气虚之分，血虚为热，气虚为寒，但虚热与实热不同，虚热用滋清方法。

痘顶属气，根盘属血，气领血载，毒得煅炼化浆。凡体强质实者多火，以清凉之剂火解浆成，误补则痈。痈者，壅也。其气虚血弱，色必淡白，形不雄伟，或顶陷，或皮皱，内症则恶心少食便溏。年少未进谷食者，肠胃薄劣，最多虚证。七日以来，元气用事，不能胜毒，使之外出，多有内陷致变者。余最究心①是症，调之应手取效。魏氏保元汤、聂氏参归鹿茸汤、陈氏木香异功散。肠滑不禁，用七味豆蔻丸、白术散、理中汤多获奇效。甚者必用三服。

大凡儿肌白嫩者，多气虚；苍黑者，多实火。虽为大概，亦属至要。白嫩发痘，色必鲜艳，勿谓便是善症；苍黑发痘，色必晦昧，勿谓便是凶症。总以神气安静，颜色日换，形象渐长便吉。

六七日，伍氏内托散、保元汤、参归鹿茸汤、木香异功散、豆蔻丸、白术散。

七八九日，频用清凉，痘火色既退，浆不能透，或有半浆，顶有箬笠②之形，不克充灌。今人多用桑虫③浆生用、鸡冠血生用，同酒浆和服。倘攻起，少顷后呆滞者，须用补托。伍氏攻发，药用老人牙煅研极细，加麝香少许，每服二三分，名黑灵丹。

上天虫乃疏表风药，山甲乃攻经隧风药。一味为末，酒酿

---

① 究心：专心研究。
② 箬笠：用箬竹叶及篾编成的宽边帽。
③ 桑虫：螟蛉的别名。亦称"桑蟃"。

服，曰独胜散。

凡虫蚁皆攻，无血者走气，有血者走血。飞者升，地行者降。凡浆足声音哑者不妨，骤喘痰升者大忌。翁仲仁云：挫喉声哑，浆行饱满亦无妨。盖痘浆因热气以炼成，必升腾以达头面。肺位最高，热上蒸迫，肺先受损，是以声出不扬。倘喘急扶肚抬胸，乃火毒归肺，必不治矣。

火毒归肺，幼科每用珠子、牛黄、膏连之属，多不效。余遵孙真人苇茎汤，或仲景葶苈大枣汤，间有效者。肺气壅遏，苦寒直下，已过病所，故无效。

方书以六七日以前寒战属肺热，六七日以后寒战属气虚，六七日以前咬牙属胃热，六七日以后咬牙属血虚，亦属定论。

八九日，痒塌咬牙，痘不起浆，或灰白，或涸或瘪，危陷极矣。速速温补，亦可望生。翁仲仁云：塌陷咬牙，便实声清，犹可治。声清则上无热壅痰聚，便实则腑阳未全尽泄，所以温补得效耳。木香散、异功散。

八九日，顺痘，浆色苍黄，毒气悉化，亦云垂成，须谨防护持。搔损流脓裂血，倘正气大泄，毒从虚陷，常有不治之患。斯时预嘱伴母勿懈。使①痂靥干结，肌肉完固，便是全功。若痘已破碎，声不哑者，毒不陷也，无妨。伍氏方用芍药汤。

十一二日，渐次成痂之际，极好之症，必有咳嗽，或夜暮身热。世俗金云毒气未尽，概投苦寒，多有胃减废食，酿成痘劳、童怯者。吾尝论，痘自肾脏骨髓之中，由肝主筋，心主血脉，脾主肌肉，肺主皮毛，从内之外，毒乃涣释②。收疤之时，

---

① 使：原作"便"，据文义及《临证指南医案》卷十《幼科要略》改。
② 涣释：冰释；消散。

真气归里，肺合皮毛，是为末传。处位高，体清肃，从前灌胀成痂，蒸迫之气，受亏已极，气泄为咳矣。况投利湿下注药而结痂，其上焦已经转燥，若毒仍留伏，焉能收靥？此断断然也。再论幼稚，阳常有余，阴未充长。布痘至于结痂，一身脂液大损，其阴气告匮可知。故暮夜属阴时，为烦为热者，正《内经》云阴虚生内热[1]也。昔西郊吴氏女案，用六味地黄一服即安，盖即养阴验欤。见治验篇。旬朝后，嗽大发，以甘寒生津胃药：蔗浆、麦冬、沙参、绿豆皮、地骨皮、甘草、玉竹、甜杏仁。

解余毒药，全以不伤胃气为主。若用芩、连，必须酒制，翟、聂二氏辨之详矣。平和无奇，断不败事，如三豆饮之属。若金银花一味，《本草》称解毒不寒，余见脾胃虚弱者，多服即泻。伍氏用连翘饮子，亦取平和。

痘毒痈疡，热证十有七八，虚寒十有二三。甚至骨出腐败，亦有愈者。但外科大忌用火炼升药，其诊看之法，亦如疡毒，须分阴阳耳。

痘疳湿盛生热，强者用苦寒清降，以苦能去湿也。若阻咽废食，以及穿腮破颊者，难治。

年长出痘，男女欲火已动，其初即现膝痛腰酸、咽喉窒痛欲闭。苦辛寒药，必不效验。宜甘咸寒滋水制火，佐以解毒。六七日来，痛势日缓，聂氏有参麦清补方。余每用钱氏六味加龟胶、玄参、秋石，获效者甚多。

若浆不肯起，频吐黏涎者凶。

凡恶痘，凶危瞬刻，如诸闷症，不过三五日，已发而缩，其危最速，总在七日内。再若蒙头、锁喉、悬镜、缠腰、蜘窠、

---

① 阴虚生内热：语出《素问·调经论》。

蚕种等，为十恶症。其袁氏十八恶症，今人未尝齿及。如此等痘，治之无益，徒招怨尤。更有糖沙夹斑，十朝危期。又根枝虽好，布于岁内幼小之儿，必八九风波不治，半浆毒陷之变，必毙于十一二四之期。若能食者，十救一二。痘至八九旬日外无浆，则里毒不化，必呛哑瘙痒，痰潮不食，眼开，条款难以尽言，危期速矣。常有忽然连串片片之痘，裂水形如松脂、桃胶外露，转眼堆聚，内症渐安，变凶转吉。更有旬朝内外，干板涸如焦锅巴状，毫无生气，忽从地阁①、承浆诸处裂缝流臭水，渐升头②额，堆肿高厚若糊脸，名曰发臭。毒泄即当补托，迟则气脱。

惊

小儿仓猝骤然惊搐，古曰阳痫，从热证治，古人用凉膈散为主方。按：急惊属阳，热病用凉膈，以清膈间无形之热。膈上邪热逼近膻中，络闭则危殆矣。此宣通乃一定之法。然必询病因、察时候治之。惊为七情，内应乎肝。肝病发惊骇，木强火炽，其病动不能静。且火内寄肝胆，火病来必迅速。后世龙荟、芩连，必加冰麝、硝黄，取其苦寒直降，咸苦走下，辛香通里窍之闭也，如牛黄丸、至宝丹、紫雪皆可选用。凡热邪塞窍，神迷昏愦者仿此。

钩藤、丹皮之属，仅泄少阳胆热，与急惊暴热内闭之证无益。若火热劫烁血液，苦寒咸寒不中与也，宜用犀角地黄汤之属。

---

① 地阁：指人的下颔。
② 头：原作"痘"，据文义及《临证指南医案》卷十《幼科要略》改。

方书有镇坠金石之药，有攻风劫痰之药，虽非常用，不可不考。

惊与厥，皆逆乱之象。书云：蛔厥都从惊恐得之。凡吐蛔、腹痛、呕恶，明是肝木犯胃，幼医乱治，束手告毙。余宗仲景法，每效。

慢惊古称阴痫，其治法急培脾胃，理中汤为主方。有痰呕吐，用星、附、六君子汤。声音不出，开窍如竹沥、姜汁、菖蒲根、郁金之属。

是病皆他病致变，其因非一。有过饥禁食气伤，有峻药强灌伤胃，有暴吐暴泻，脾胃两败。其症面青㿠白，身无热，虽热不甚，短气骨软，昏倦如寐，皆温补治之。惟呕逆不受乳食，温补反佐姜、连。连理汤、钱氏益黄散、钱氏异功散。

疳

稚年五疳，犹大方之五劳。虽方书有五脏之分，是症夏令为多，固从脾胃。盖小儿乳食杂进，运化不及，初断乳后，果腥杂进，气伤滞聚，致热蒸于里。肌肉消瘦，腹大肢细，名曰丁奚。或善食，或不嗜食，或渴饮无度，或便泻白色，久延不已，多致凶危。宜忌食生冷、腥肥、凝滞。治法初用清热、和中、分利，次则疏补佐运。常有继病，治之无效，待妊妇产过自愈者。

夏季霍乱吐泻，通用藿香正气散。

水泻，宜分利，四苓散。寒加姜、桂，热用芩、连。

腹痛宜疏气调气，用木香、青皮。有滞加炒楂肉、厚朴，重则加莱菔子、槟榔。

腹痛有热，用芩、芍、枳实，有寒则用草果、砂仁、吴萸。

吐泻后，能食，便反秘结者愈。不能食，神怯色痿者，防慢惊。治法调中、温中。若有余热烦渴，甘寒或甘酸救津，故木瓜之酸，制暑通用要药。

春温风温

春月暴暖忽冷，先受温邪，继为冷束，咳嗽痰喘最多。辛解忌温，只用一剂。大忌绝谷。若甚者，宜昼夜竖抱勿倒三四日。夫轻为咳，重为喘，喘急则鼻掀胸挺。

春温皆冬季伏邪，详于大方诸书。幼科亦有伏邪，治从大方。然暴感为多，如头痛恶寒发热，喘促鼻塞身重，脉浮无汗，原可表散，春令温舒，辛温宜少用。阳经表药，最忌混乱。至若身热咳喘有痰之症，只宜肺药辛解，泻白散加前胡、牛蒡、薄荷之属，消食药宜兼一二味。若二便俱通者，消食少用。须辨表里上中下，何者为急施治。

春季温暖，风温极多，温变热最速。若发散风寒消食，劫伤津液，变症尤速。

初起咳嗽喘促，通行用：薄荷汗多不用、连翘、象贝、牛蒡、花粉、桔梗、沙参、木通、枳壳、橘红、桑皮、甘草、山栀泄泻不用、苏子泻不用，降气。

表解热不清，用黄芩、连翘、桑皮、花粉、地骨皮、川贝、知母、山栀。

里热不清，早上凉，晚暮热，即当清解血分，久则滋清养阴。若热陷神昏，痰升喘促，急用牛黄丸、至宝丹之属。

按：风温乃肺先受邪，遂逆传心胞，治在上焦，不与清胃攻下同法。吾乡幼科当此，初投发散消食不应，改用柴、芩、瓜蒌、枳实、川连。再下夺不应，多致危殆，皆因不明手经之病耳。

若寒痰阻闭，亦有喘急胸高，不可与前法，用三白吐之，或妙香丸。

暑 热

暑邪必挟湿，状如外感风寒，忌用柴、葛、羌、防。如肌表热无汗，辛凉轻剂无误。

香薷辛温气升，热伏易吐，佐苦降，如杏仁、川连、黄芩，则不吐。

宣通上焦，如杏仁、连翘、薄荷、竹叶。暑热深入，伏热烦渴，白虎汤、六一散。

暑邪首用辛凉，继用甘寒，后用酸泄敛津，不必用下。

暑病头胀如蒙，皆湿盛生热，白虎、竹叶。

酒湿食滞，加辛温通里。

小儿发热，最多变蒸之热，头绪烦，不能载，详于巢氏《病源》矣。然春温、夏热、秋凉、冬寒，四季中伤为病，当按时论治。其内伤饮食治法，不宜混入表药。消滞宜用丸药，洁古、东垣已详悉。

校注后记

　　《养新堂医论读本》，八卷，清代周赞鸿撰。周氏史书无传，今《江苏艺文志·苏州卷》中仅记载："周赞鸿，字伯卿，清长洲人。"本书成书于清同治三年（1864），未曾刊刻，仅以稿本流传。目前存世的仅有清同治三年甲子（1864）稿本，收藏于上海中医药大学图书馆。

　　周赞鸿认为医书浩瀚，《黄帝内经》《神农本草经》为治病识药之绳墨，《伤寒论》《金匮要略》为辨证立方之圭臬，但这四本书如儒家四书五经博大深微，通彻颇难。自宋元以后，医学著作造诣各有短长，文理不能兼善，如果要采择方论，好比披沙拣金。因而指出医学入门之捷径，当取简明便易之书以授初学。周氏取喻嘉言之《尚论篇》《医门法律》，张璐之《张氏医通》，徐灵胎之《医学源流论》，尤在泾之《金匮翼》，陈修园之《时方妙用》，叶天士之《临证指南医案》，吴谦之《医宗金鉴》，张曜孙之《重订产孕集》等书中常见病证内容进行编辑整理，并附以按语。

　　在校注整理中发现，引自"张鸡峰"或"鸡峰"的内容，见于南宋医家张锐所著《鸡峰普济方》与南宋医家张杲所著《医说》中，且内容相同。因而对"张鸡峰"与"张杲"是否系同一人进行了考证。

　　通过查阅资料，张杲（1149—1227），字季明，新安（今安徽歙县）人。其通过从南宋以前各类文史著作和其他杂著中钩稽医学典故及传说并加以整理，1189 年辑成《医说》，于 1224 年定稿并刊刻。张锐，字子刚，其著作《鸡峰普济方》30 卷，成书于公元 1133 年。《直斋书录解题》称其曾任太医局教授，里贯及生卒年代缺考。张杲与张锐均为南宋医家，《鸡峰普济方》成书年代早于《医说》。现代学者田文敬《宋代医家张锐生平事迹及治学》一文中提到，据宋代洪迈《夷坚志·乙志》中记载，考证认为张锐为河南郑州人，曾在成州（今属甘肃渭川道）为官团练使，而成州境内有鸡山，山、峰也，"鸡峰"可能为"鸡山"的别称。古代著书立说习惯用地名，因此，从书名和成书年代看，《养新堂医论读本》标注的出自鸡峰或张鸡峰的内容，当来自南宋医家张锐所著《鸡峰普济方》，且张杲与张锐非系同一人。《医说》为张杲从南宋以前各类文史著作和其他杂著中钩稽医学典故及传说加以整理而成，其内容中与《鸡峰普济方》相同的部分，是来自《鸡峰普济方》，还是均来自南宋以前各类文史著作和其他杂著中的医学典故及传说，还有待考证。

本书偏于撷取各医家著述，多引用他书内容，缺少个人观点发挥。又为稿本，因而在内容编排上有目录与正文内容不对应、体例不统一等不足。书中还存在有少量唯心内容，如"鬼迷""鬼击""五尸"等，读者应辩证看待。尽管《养新堂医论读本》存在以上不足，但本书博采各家之长、撮其精要、以法类方，对常见病证加以整理，将所论之病证由繁化简，在病证论述中由浅入深，对于初学医者，确为简明便易，可作为医学入门的启蒙读本。同时，其所取中又有前贤之论述精要及见解独到之按语，亦可作为中医临床、教学、科研人员之参考。

总 书 目

I

本　草

鼎刻京板太医院校正分类青囊药性赋

方　书

医便

卫生编

袖珍方

内外验方

仁术便览

古方汇精

圣济总录

众妙仙方

李氏医鉴

医方丛话

医方约说

医方便览

乾坤生意

悬袖便方

救急易方

程氏释方

集古良方

摄生总论

辨症良方

卫生家宝方

寿世简便集

医方大成论

医方考绳愆

鸡峰普济方

饲鹤亭集方

临证经验方

思济堂方书

济世碎金方

揣摩有得集

亟斋急应奇方

乾坤生意秘韫

简易普济良方

名方类证医书大全

南北经验医方大成

新刊京本活人心法

临证综合

医级

医悟

丹台玉案

玉机辨症

古今医诗

本草权度

弄丸心法

医林绳墨

医学碎金

医学粹精

医宗备要

医宗宝镜

医宗撮精

医经小学

医垒元戎

医家四要

证治要义

松厓医径

济众新编

扁鹊心书